Care Manager & care Leader

ケアマネ&介護リーダーのための

「多職種連携」

がうまくいくルールとマナー

全図解

地域包括ケア時代に
欠かせない技能。
どう教える？ 鍛える？

田中 元 介護福祉ジャーナリスト
Hajime Tanaka

ぱる出版

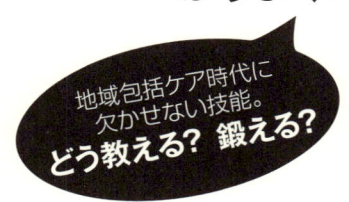

まえがき ～介護現場の多職種連携のポイントをやさしく解説！

いま、介護現場では、「多職種連携」がますます大きなテーマとなっています。

それは、利用者に重い疾患があったり、生活機能が極端に低下していたり、あるいは、家族を含めて複雑な課題が絡み合うケースが増えていることもあるでしょう。

そうしたケースに対応するには、医療職や看護職、リハビリ職、さらには多様な支援機関のサポートを受けながらのサービス提供が、今まで以上に重要になります。

特に現場の介護人材不足が深刻化する中では、多職種が直接現場に入って、介護職員などへの指導・助言を行なわなければならない場面も増えてきます。

こうした状況の中、国としても「多職種連携」がいかに大切かを重く見ており、介護報酬上や運営基準上で「多機関・多職種との連携」を要件とする改定を増やしています。

中でも、急性期から間もない利用者の「介護保険へと移るスピード」が速まっていることを受け、バトンを受けとる側のケアマネジャーの「対医療等の連携」について、2018年度の介護報酬・基準改定では多くのしくみが導入されました。

しかしながら、環境が激しく変わる一方で、ケアマネジャーや介護リーダー側がその流れに「追いつけない」という場面が、多くの現場で問題となっています。

国や自治体は、在宅医療・介護連携推進事業を推し進めていますが、それは「しくみ」の話に過ぎません。「多職種連携」は、言ってしまえば「人と人との付き合い」に尽きるわけですが、なじみの薄い相手との「付き合い」は、制度上の「しくみ」だけでは乗り越えられない壁や溝がいくつもあります。

それらを乗り越えるには、何が必要なのか。国がかかげる「しくみ」が見落としがちなポイントはどこにあるのか。そうした現場視点での深刻な課題に対し、取材をもとに解決に向けたヒントをまとめたのが本書です。

介護現場において、「多職種連携＝不安、苦手」という人にぜひ読んでいただき、明日から試せる工夫も入れ込みました。ますます厳しくなる介護業務に対し、少しでも「潤滑油」として活用していただければ幸いです。

２０１９年７月

介護福祉ジャーナリスト　田中　元

全図解

ケアマネ&介護リーダーのための「多職種連携」がうまくいくルールとマナー

地域包括ケア時代に欠かせない技能。
どう教える？　鍛える？

もくじ

第1章 【基本編】多職種連携は、なぜうまくいかないのか？

第2章 【応用編①】対医療連携で医師を振り向かせるにはどうしたらいいのか

第3章 【応用編②】対看護・保健連携で相手の得意エリアをつかみとるポイント

第4章【応用編③】対リハビリ職との連携では自立支援・重度化防止がカギとなる

第5章　【応用編④】栄養と口腔ケアにかかわる専門職との連携のポイント

第6章 【応用編⑤】対行政・包括等との連携では複雑化した課題解決をめざす

第7章 【応用編⑥】「共生社会」をめざす連携で生まれる介護現場の新たな課題

第1章

【基本編】多職種連携は、なぜうまくいかないのか?

1 介護専門職がやってしまいがちな失敗例

◎連携の基本が定まっていないと、どんなことが起こる?

利用者が複数の医療機関にかかっているケース

ケアマネジャーや介護リーダーにとって、さまざまな職種と連携することは、日常の実務で欠かせなくなっています。しかし、「連携のための基本」が定まっていないと、業務負担が増える割に課題解決に近づけないということになりかねません。

この「基本が定まっていない」ことによる失敗例を取り上げましょう。

ケアマネジャーのAさんは、新たに担当するBさん(87歳・女性・要介護2)の主治医から診療情報などを得るために奔走しています。

内科系の疾患にかかる情報は、対象の医療機関が対ケアマネジャー連携に慣れていたので、地域医療連携室の経由で比較的スムーズに情報を得ることができました。

ただし、Bさんには緑内障があり、その治療のために別病院の眼科(C眼科)にも通っていました。また、漢方外来(D診療所)も利用していたと言います。

Bさんの（利用者）の通院状況

過去に骨折で入院。予後管理が必要 → 地域の拠点病院の整形外科に通院 → 地域医療連携室があり、ケアマネ連携にも慣れている

以前からメニエールに悩まされている → 知人の紹介による漢方外来に通院 → ともに小規模診療所で、医師が診療にかかりきり。連携事務を行なう人手も不足。ケアマネ連携にも慣れていない

健診で緑内障と診断された → 近所の眼科に通院。点眼治療 → ともに小規模診療所で、医師が診療にかかりきり。連携事務を行なう人手も不足。ケアマネ連携にも慣れていない

小規模な診療所の医師がなかなかつかまらない

Aさんは、後者2つの医療機関から情報を得るためにアポイントをとりました。しかし、いずれも小規模な診療所なので、情報を得るための窓口が整っていません。主治医は診療中や不在であることが多く、こちらもなかなかつかまりません。

Aさんとしては、できるだけ早期にBさんへの支援をスタートさせたいので、とりあえずサ担会議の日程を定めました。そして、C・D診療所に対しては、診療情報の取得とともに会議に必要な意見照会もまとめて求めることにしました。

会議の直前で、ようやく両主治医と面談できましたが、病状と治療・投薬の内容と

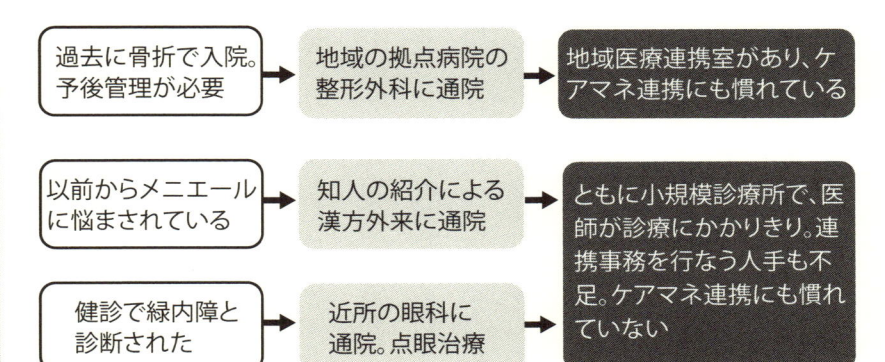

いったごく簡単な情報がほとんど。Aさんから会議にかけるケアプラン原案を示しましたが、「受け取っておけばいいの?」というだけです。

サービス提供者が訴えた「不安」とは何か?

さて、会議当日、内科側の主治医も出席できないため、意見照会とともに代理の連携看護師が出席しました。そこで看護師から指摘されたのは、「漢方外来での投薬情報を薬剤師と確認したが、副作用として筋肉痛などの症状も起こり得る」ということでした。

これを受けて、通所介護側から「本人のどんな訴えに注意が必要か」という質問とともに、「緑内障の症状が支援に影響を与えることはないか」という懸念が出されました。

いずれも、C・D医院からの情報確認はとれていません。Aさんは「すぐに確認する」と言いましたが、通所介護の担当者からは「その結果が出ないまま、このケアプランで支援を進めるのは不安がある」という声も上がりました。

結局、支援が後手に回る可能性も出てしまったわけです。

まとめ

- **Aさんの対主治医連携、何が問題か? どうすればよかった?**
- **サービス提供側は、ケアマネジャーにどんな不安を抱いたか?**

ケアマネジメント上で、何が「問題」となったか？

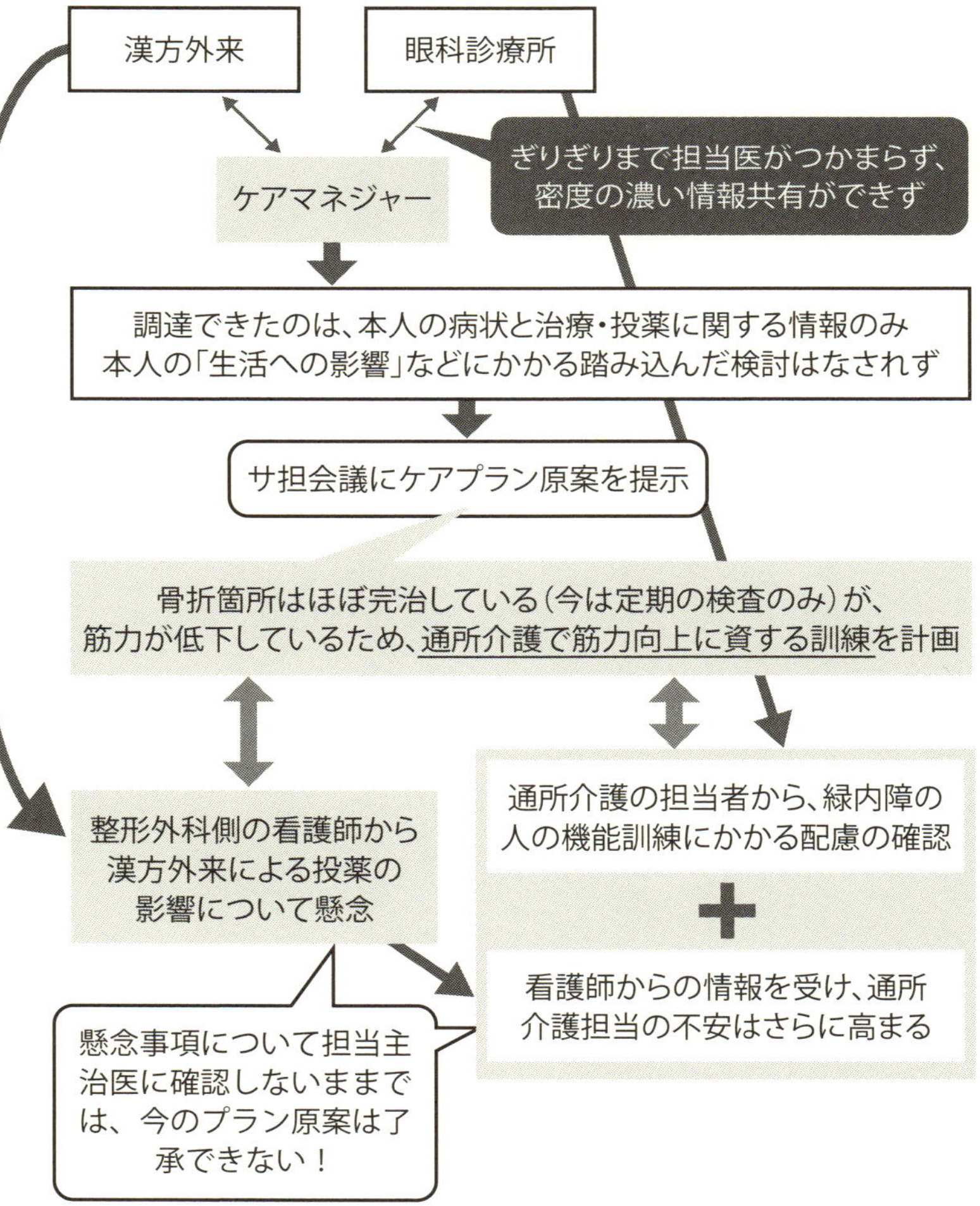
漢方外来
眼科診療所
ケアマネジャー
ぎりぎりまで担当医がつかまらず、密度の濃い情報共有ができず
調達できたのは、本人の病状と治療・投薬に関する情報のみ
本人の「生活への影響」などにかかる踏み込んだ検討はなされず
サ担会議にケアプラン原案を提示
骨折箇所はほぼ完治している（今は定期の検査のみ）が、筋力が低下しているため、通所介護で筋力向上に資する訓練を計画
整形外科側の看護師から漢方外来による投薬の影響について懸念
通所介護の担当者から、緑内障の人の機能訓練にかかる配慮の確認
看護師からの情報を受け、通所介護担当の不安はさらに高まる
懸念事項について担当主治医に確認しないままでは、今のプラン原案は了承できない！

2 Aさんの失敗例、その問題点を整理する

◎介護専門職は、なぜ情報収集に失敗するのか？

「情報連携が難しいだろう」と想定できたのに……

前項のケースで、Ａさんの「多職種連携」は、どこに問題があったのでしょうか。

まず、小規模な診療所とのコンタクトに時間がかかってしまったこと。早めの連携で余裕を持った情報収集ができていれば、サ担会議で参加者から出された懸念や不安についても「先回りの対応」ができた可能性が高いはずです。

多職種連携において、医療側には診療報酬による診療情報提供料が発生します。しかし、小規模な診療所になると情報のやりとりを行なう人手やノウハウが整っておらず、多忙な医師が対応せざるを得ないケースも多くなります。

いきおい、ケアマネジャー等の情報収集も滞りがちになるわけです。

となれば、こうした小規模診療所などの「事情」を頭に入れたうえで、介護保険の対象となりやすい（つまり高齢の）患者が多そうな地域の診療所をチェックしておきます。そのうえで、日ごろから「顔つなぎ」を図っておくことが必要です（50ページ参照）。

連携が取りにくい医師とは、事前の「顔つなぎ」が必要

1．地域の医療機関の情報を確認 ― 自治体等が作成する地域医療マップなどで、診療科や特徴ごとのリスト作成

↓

2．医師の論文、ブログ等をチェック ― 医師側の問題意識を把握して、診療情報のやりとりの際に話題の入口に活かす

↓

3．医師会等主催の研修会に参加 ― 出席医師にあいさつし名刺交換。上記２の話題を出しつつ、こちらの印象を残す

「受け身」だけでは、リスク予測への対応も後手に

次に、把握できる範囲（つまり、利用者による自己申告など）で、利用者の疾患や服薬の状況をチェックし、「この病状（あるいは、この服薬）によって、本人の生活動作などにどのようなリスクが生じやすいか」という課題を予測しておきます。

ケアマネジャーや介護専門職が普段から医療知識などを学ぶ際には、こうした「予測を立てるためである」ととらえれば、知識と実務をつなげつつ頭に入れやすくなります。

この予測があれば、主治医とのやりとりの時間が限られていても、「介護サービスを提供する際の配慮」などについての確認

漏れを防ぎやすくなります。

これによって、先のサ担会議での混乱などを最小限に抑えられるでしょう。


連携相手の「不安」に対する想像力があるかどうか

もう一つ頭に入れるべきは、サービス提供者側（先の例で言えば、通所介護の担当者など）が、どんなことに「不安」を感じるかを想像することです。

たとえば、「利用者の疾患や運動機能の状態から、サービス提供現場としては、きっとこんなことに不安を感じるはず」という具合です。

この想像力があれば、「きっと出てくるだろう」という不安を先読みして、あらかじめ「回答」を得るための情報を集めておくことができるでしょう。もう少し踏み込めば、先のケースでは内科の連携看護師が出席するわけですから、「先読み」に対するアドバイスを得ておくこともできるはずです。

この「想像力」も、多職種連携の基本と考えてください。

まとめ

- **情報・アドバイスを受ける前から「予測」を立てることが必要**
- **連携相手の立場や思考を「先読み」できるだけの想像力を**

利用者の疾患にかかる「予測」と連携相手への「想像」

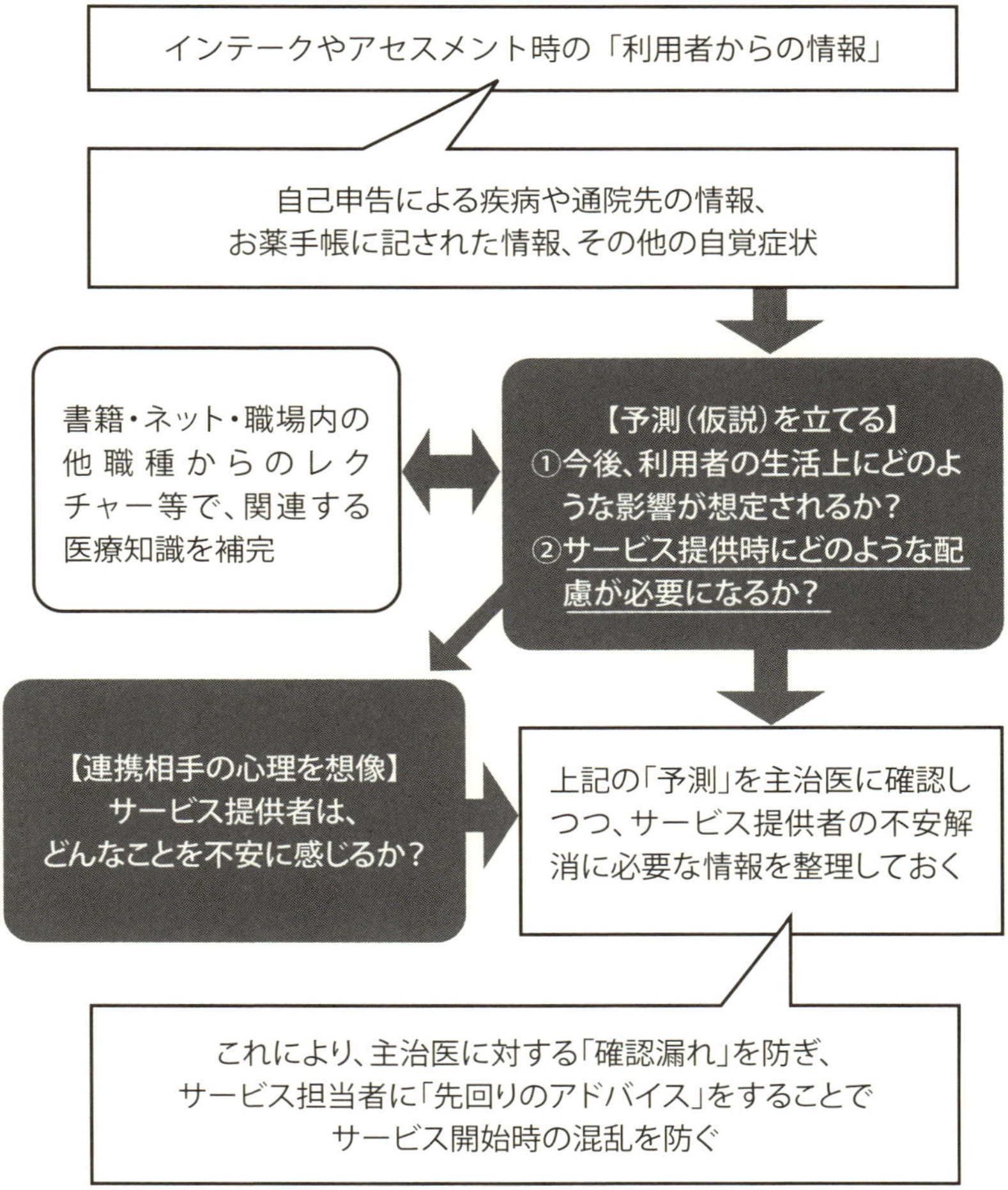
インテークやアセスメント時の「利用者からの情報」
自己申告による疾病や通院先の情報、お薬手帳に記された情報、その他の自覚症状
書籍・ネット・職場内の他職種からのレクチャー等で、関連する医療知識を補完
【予測（仮説）を立てる】
①今後、利用者の生活上にどのような影響が想定されるか？
②サービス提供時にどのような配慮が必要になるか？
【連携相手の心理を想像】
サービス提供者は、どんなことを不安に感じるか？
上記の「予測」を主治医に確認しつつ、サービス提供者の不安解消に必要な情報を整理しておく
これにより、主治医に対する「確認漏れ」を防ぎ、サービス担当者に「先回りのアドバイス」をすることでサービス開始時の混乱を防ぐ

3 「多職種連携がうまくいかない」構造を知る

◎予測力・想像力がつい欠如してしまうのはなぜか？

解決の入口は「自分が置かれている状況」を知ること

冒頭のケースで必要なのは、「連携前からのリスク予測」および「連携する相手の不安や思考を想像すること」であると述べました。

しかし、日々慌ただしく流れていく実務の中で、こうした予測力や想像力を培うのは並大抵ではありません。そこには、どんな困難があるのでしょうか。

どのような課題でもそうですが、それを解決するためのスタート地点は、「自分が置かれている状況」を冷静に把握することにあります。予測力や想像力の欠如にしても、「なぜ、自分はそうなってしまいがちなのか」を知ることが大切です。

固定された〝ヒエラルキー〟による思考停止が、多職種連携を妨げる

わが国の医療・看護・介護などの世界は、長い間、「医療」を頂点としたヒエラルキー（階層）ががっちりと固められてきました。「高度な知識を要する」だけでなく、各職能団

なぜ、「予測力」や「相手への想像力」が培われないか？

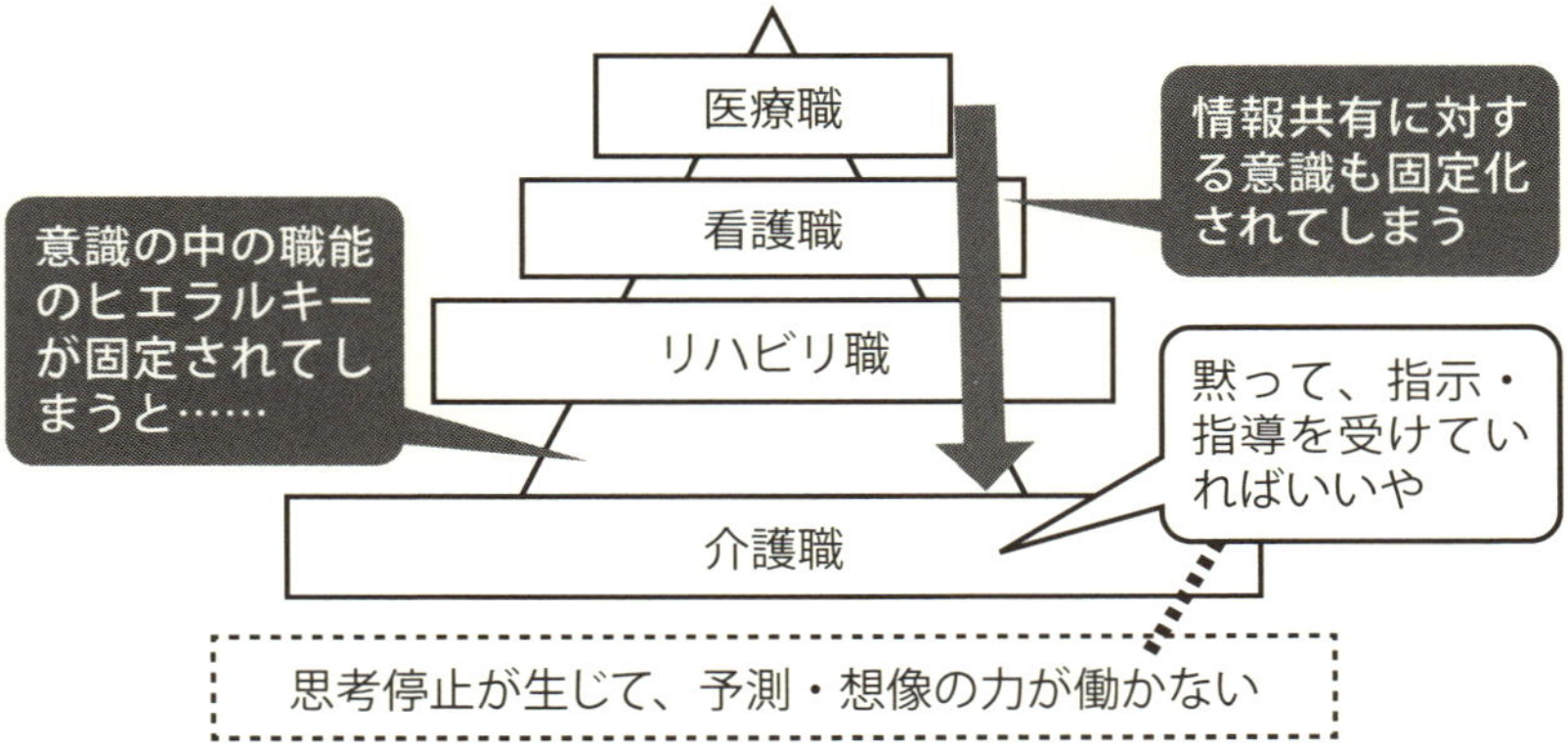

体の組織力や発言力なども大きく影響していたと言えます。

問題は、そうした中で、各職能の意識の中にもヒエラルキーが根づいてきたことです。たとえば、医師は看護師に指示を出す立場、看護師は介護職を指導する立場——といった硬直した意識が根づくとどうなるでしょうか。「余計なことは考えずに、指示や指導を受ければいい」となりがちです。そこで思考停止に陥りやすくなるわけです。

思考が停止すれば、先に述べた予測力や想像力も衰えてしまうのは当然です。

しかし、たとえば「頂点」と位置づけてしまいがちな医療職も万能ではありません。患者を「診療」という物差しだけで見てしまうことで、その人の「生活」にどんな影響がおよぶのかという思考が欠けてしまうこともあります。過重労働に追われがちな勤務医などは、幅広い視野で患者を見る余裕がなかったりします。

どんな専門職でも1人の人間。弱みや困りごとはある

大切なのは、どんなに「上位」と位置づけがちな職能であっても、1人の人間に過ぎないことです。専門職としての判断から「抜けてしまう」要素もあれば、情報が足らなくて「困っている」こともたくさんあります。

こうした1人の職能としての「弱み」は、どんな専門職でも持っています。一見、自身の職能を鼻にかけた高圧的な人であっても、それは「自分に自信がないこと」の現れとも言えます。そう考えると、ちょっと肩の力が抜けるのではないでしょうか。

ここに目を向けることができれば、「偉い人だから従う」のではなく、「お互い様」という思考が生まれます。この思考が、「この人の困っていることは何か」を探り（予測）、「どんなサポートが必要だろうか」を考える（想像）につながります。

まとめ

- **相手の資格・職能への「無用な恐れ」が、思考停止を生む**
- **「お互い様」の意識があれば、連携相手の困りごとが見えてくる**

他職種の「どんな部分」に目を向ければよいか？

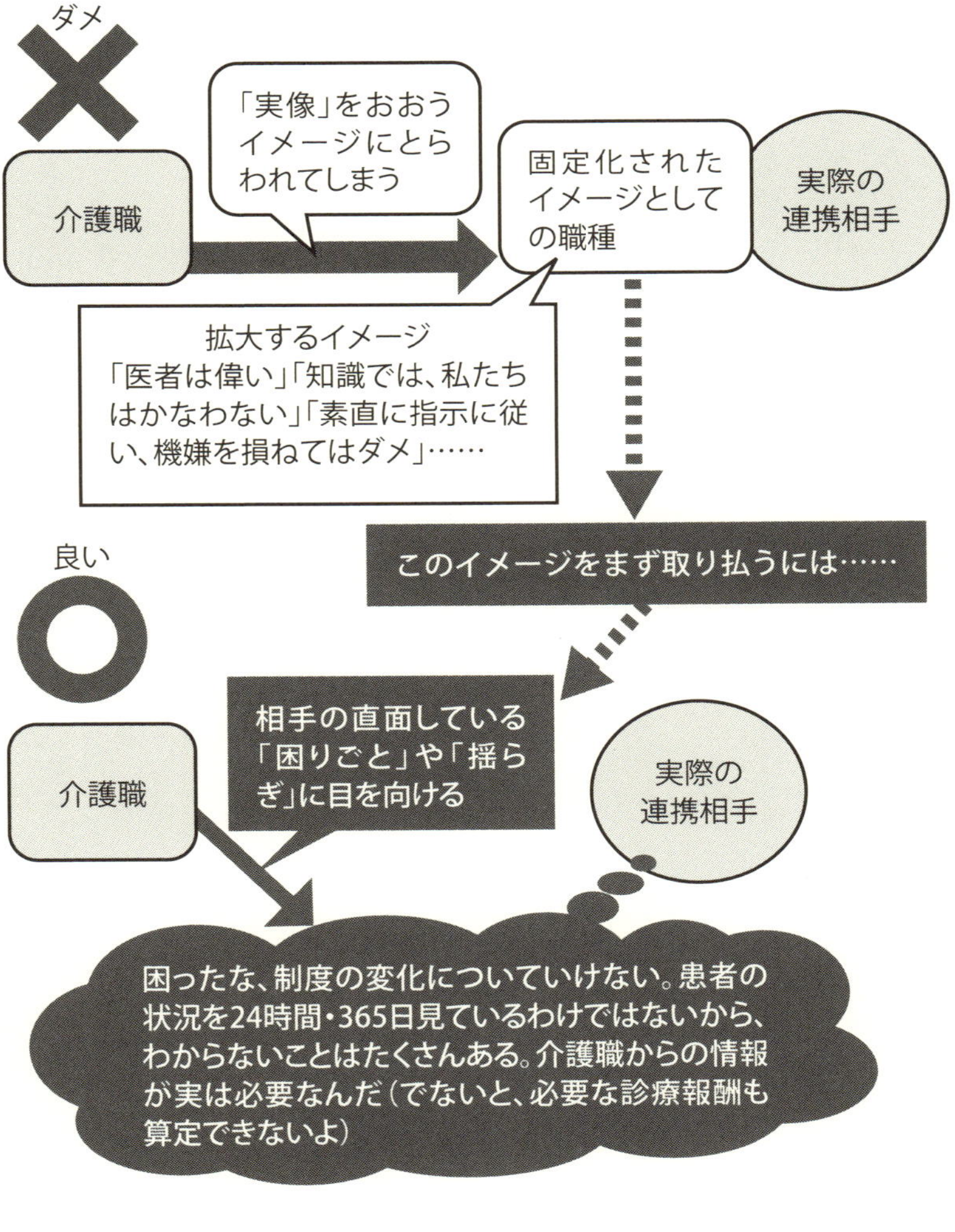
ダメ
介護職
「実像」をおおうイメージにとらわれてしまう
固定化されたイメージとしての職種
実際の連携相手
拡大するイメージ
「医者は偉い」「知識では、私たちはかなわない」「素直に指示に従い、機嫌を損ねてはダメ」……
このイメージをまず取り払うには……
良い
介護職
相手の直面している「困りごと」や「揺らぎ」に目を向ける
実際の連携相手
困ったな、制度の変化についていけない。患者の状況を24時間・365日見ているわけではないから、わからないことはたくさんある。介護職からの情報が実は必要なんだ（でないと、必要な診療報酬も算定できないよ）

4 あらゆる職種が抱える「今どきの困りごと」

◎介護専門職の「予測力・想像力」が今こそ力を発揮する

地域包括ケアシステムが生み出した職能の地殻変動

前項では、どんな職種も弱みや困りごとを抱えていると述べました。実は、この弱みや困りごとは、医療や介護の制度改革によってますます大きくなっています。

そうした制度改革のエンジンこそが、国が旗をふる地域包括ケアシステムです。

地域包括ケアシステムの基本は、「どんなに重度の人でも、住み慣れた地域で人生の最期まで、その人らしく暮らすこと」です。言葉自体は「いいことを言っているな」と思われるでしょうが、これを実現する側の現場にとっては大変なことです。

「重度の人」を「住み慣れた地域」に戻すには、病院から在宅の医療・介護、あるいは医療と連携した介護施設等へのスムーズなバトンタッチが必要です。

相手は複数の重い疾患などがある「重度の人」ですから、情報共有に滞りがあれば、生活に支障が生じるどころか命の危険にかかわりかねないこともあるでしょう。

また、重度の人でも生活できる住まい、日常の支えなども幅広く必要になります。多職

他職種は、ケアマネジャーや介護職に強い期待を抱いている

医療職・看護職
患者の日々の服薬管理は、きちんとできているだろうか。利用者の生活に密着しているケアマネからの情報が、実は頼り

リハビリ職
本人がリハビリに前向きになっていない。生活状況に何らかの変化が生じている？ 介護職なら何か気づいているかも

通所での栄養士
本人の栄養状態の悪化が目立つ。配食サービスを利用しているはずだが、家での食事の様子をヘルパーに確認してほしい

↓

ケアマネジャーや介護職への期待

種によるチームがしっかり結束していなければ実現などできません。

昔ながらの専門職の職責だけでは、とても対応できないわけです。

どんな専門職でも突きつけられている現実とは？

そうなると、どんなに経験豊富な医療職や看護職、リハビリ職でも、「自分たちができることには限りがある」という現実を突きつけられます。

当然、「困ったな。誰かの助けが必要だな」と考える機会も増えることになります。

ここで「助け」としての力を一番発揮できるのは、実は「人の生活に密着する機会」の多い介護専門職です。介護は、人の寝起

き、食事、入浴、排せつ、外出などさまざまな生活の場面にかかわっています。医師による診療という「点」では見えてこないことも、「線」にかかわっている介護職なら見えることもあるわけです。

たとえば、介護職が人の生活の「線」上で、気になることや気づいたことがあったとして、それが他の専門職の「点」を補う貴重な情報になることも多いのです（実は、当の介護職がそのことの重要性をわかっていなかったりしますが……）。

「お互い様」を大切にしないと職能は機能しない

以上の点からわかるように、介護専門職などが連携する相手は、もう昔の職能ではありません。困りごとやわからないことがどんどん増え、「お互い様」という関係を大切にしなければ、課題の解決ができない「1人の人間」となっているわけです。

そういう人にとって、「自分の困りごとをわかって」くれて、「先回りで情報を提供して」くれるという存在がいかに大きいか。この点を頭に入れておきましょう。

まとめ

- **加速する制度改革により、あらゆる専門職に厳しい現実に直面**
- **相手の中の「困りごと」は思った以上に膨らんでいると考えたい**

あらゆる職種の「ミッション」が変革を迎える中で「お互い様」がますます重要に

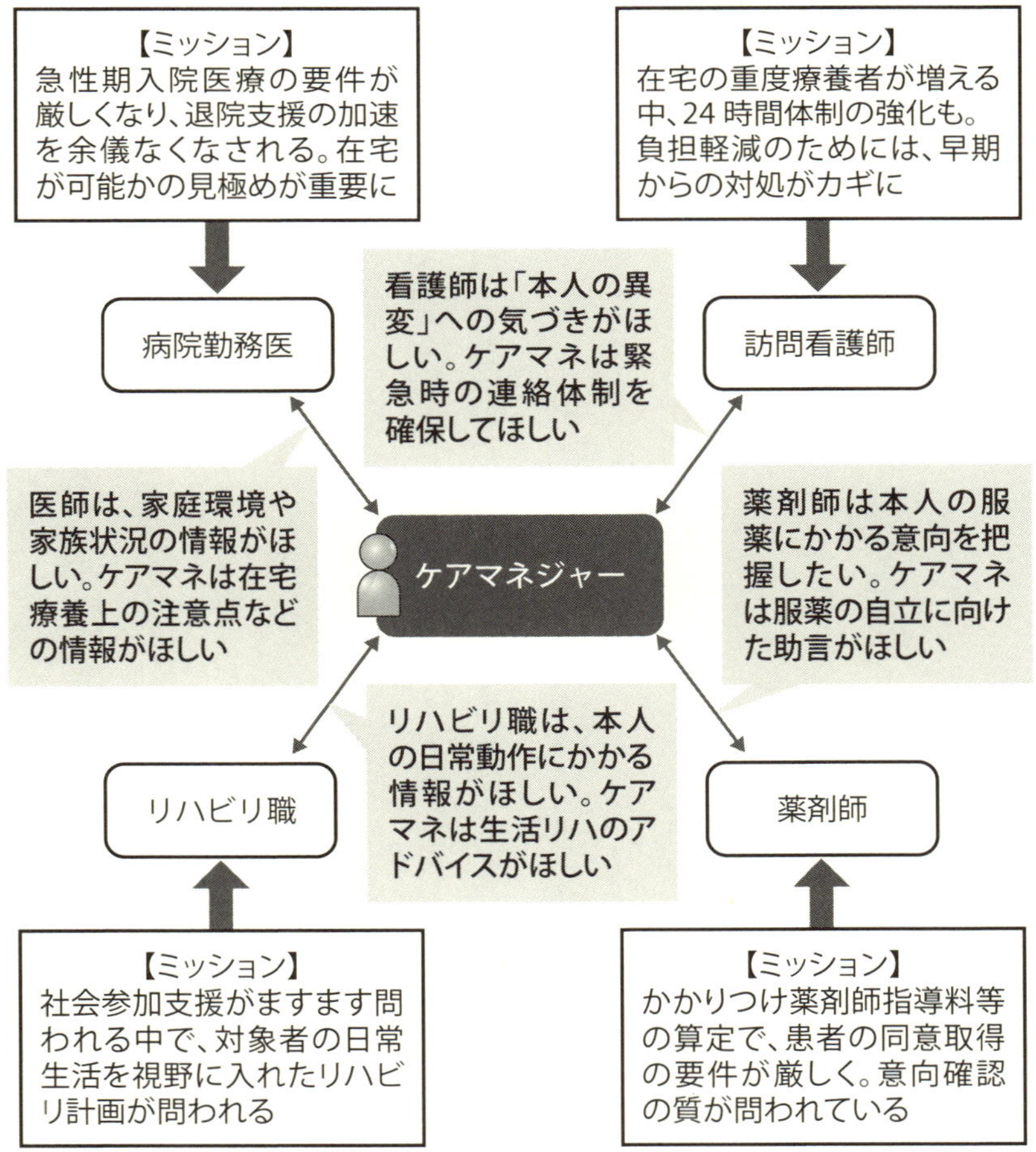
【ミッション】
急性期入院医療の要件が厳しくなり、退院支援の加速を余儀なくなされる。在宅が可能かの見極めが重要に
病院勤務医
【ミッション】
在宅の重度療養者が増える中、24 時間体制の強化も。負担軽減のためには、早期からの対処がカギに
訪問看護師
看護師は「本人の異変」への気づきがほしい。ケアマネは緊急時の連絡体制を確保してほしい
医師は、家庭環境や家族状況の情報がほしい。ケアマネは在宅療養上の注意点などの情報がほしい
ケアマネジャー
薬剤師は本人の服薬にかかる意向を把握したい。ケアマネは服薬の自立に向けた助言がほしい
リハビリ職は、本人の日常動作にかかる情報がほしい。ケアマネは生活リハのアドバイスがほしい
リハビリ職
薬剤師
【ミッション】
社会参加支援がますます問われる中で、対象者の日常生活を視野に入れたリハビリ計画が問われる
【ミッション】
かかりつけ薬剤師指導料等の算定で、患者の同意取得の要件が厳しく。意向確認の質が問われている

5 連携相手の「どこ」を気にすればいいのか

◎多様化・複雑化する職能事情を頭に入れて、視野を広げる

事前の想像・予測を検証し、相手に「近づく」ことが大切

初めて情報共有などを進めようとしている「相手」が、どんなことに戸惑い、困っているか――「そんなの、わかるはずがない」と思われるかもしれません。

確かに、よく知らない人のことを、最初から「ぴったり当てる」のは不可能です。

私たちができることというのは、何度かやりとりをする中で、事前の想像や予測を検証・手直しを行ない、少しずつ相手のニーズに近づいていくことです。

この「近づこう」とすることを通じて、双方が相手の誠意にふれることができれば、そこに信頼が生まれます。この信頼により、今度は自分が「困った時」に相手が「助け舟を出そう」という意思が生じやすくなります。これがギブ&テイクの関係です。

では、どうすれば相手に響く「近づき方」ができるのでしょうか。

まずは、自分の中にある「古い職能」のイメージを取り払い、相手の置かれている立場や「進もうとしている」方向に思いを寄せることです。

同じ「医師」でも、問題意識の持ち方は皆違う

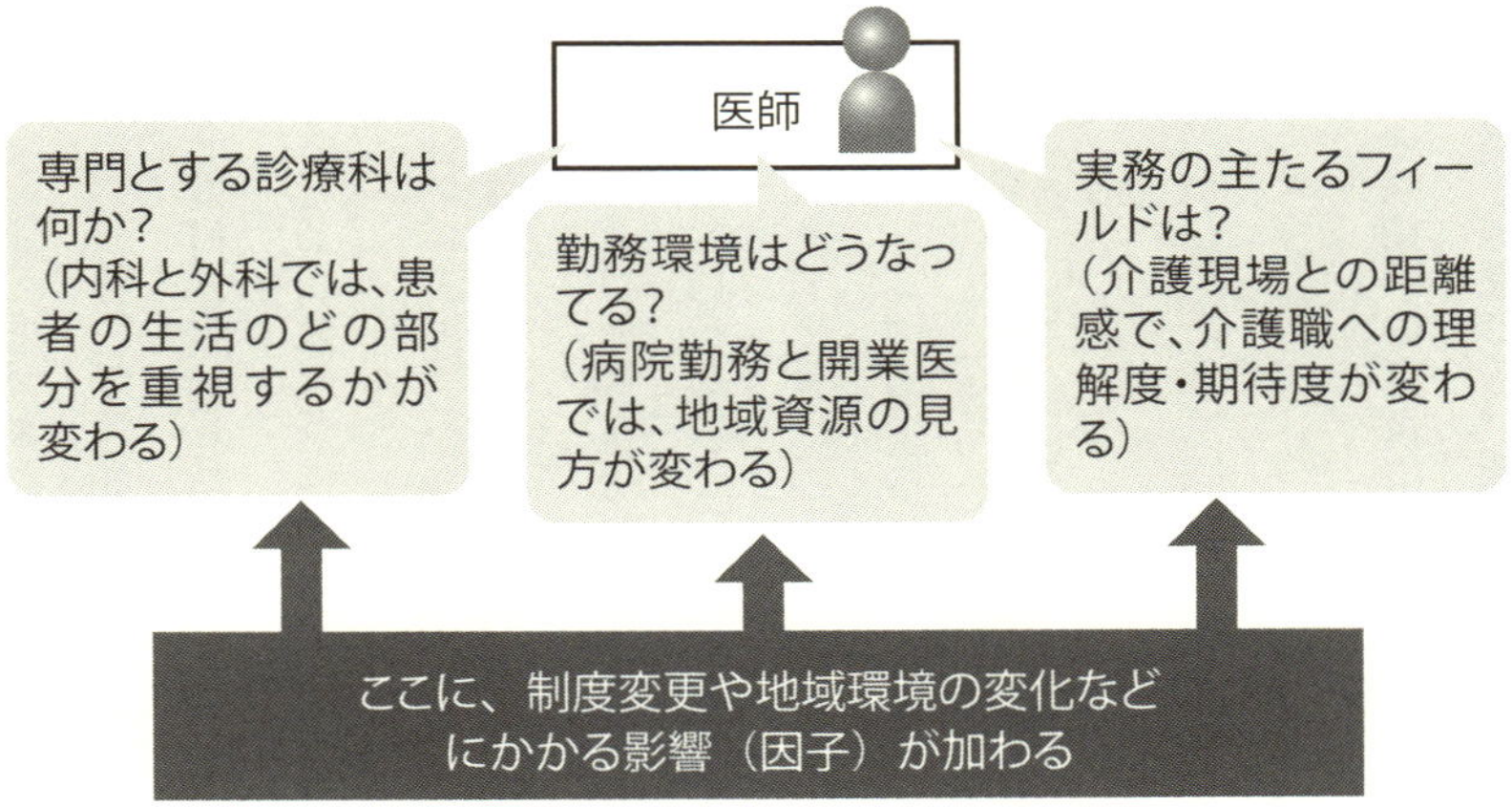
医師
専門とする診療科は何か？（内科と外科では、患者の生活のどの部分を重視するかが変わる）
勤務環境はどうなってる？（病院勤務と開業医では、地域資源の見方が変わる）
実務の主たるフィールドは？（介護現場との距離感で、介護職への理解度・期待度が変わる）
ここに、制度変更や地域環境の変化などにかかる影響（因子）が加わる

同じ「医師」でも、置かれた立場で問題意識に大差が

たとえば、「医師」であっても、その人が専門とする診療科は何か、勤務環境はどこか（病院か、診療所か）、実務の主なフィールドはどこにあるのか（院内診察か、訪問診療か、介護施設等による委託業務はあるのかどうか）——など。

ここに、直近の経験や実績が加わることで、「今、その医師が何に戸惑っているか、何を課題としているか」が、千差万別で浮かび上がってくるはずです。

高齢化が著しい地域の総合病院で、整形外科に勤務している医師がいるとします。その病院が療養病床をリハビリ病床に転換

している動きがあるとすれば、ここのところの診療報酬改定の流れとして、集中リハから退院支援へという移行が急加速している可能性があります。

一方、整形外科の医師としては、在宅復帰後の「屋内での生活環境の改善」について、介護側が考える以上に情報を欲しがっていることも想定できます。

個人因子と環境因子の2つのリサーチを心掛ける

こうして見ると、連携する側としては、当の連携相手の実情のみならず、その背景にある地域の実情にも目を凝らしておく必要があることがわかります。

ICF的な考え方で言えば、以下のようになります。「個人因子」（当人の職業的立場から生じる事情）と「環境因子」（その人の実務に影響を与えている地域事情）という「2つの因子」から、連携相手を知る——ということです。

もっとも、最初からこうしたリサーチに取り組むのは、ハードルが高いかもしれません。そこで、図に示したように同じ職場や法人内の他職種から試してみましょう。

まとめ

- **連携相手の実情に、まずは「近づく」ための思考が大切**
- **同じ職種でも、個人因子・環境因子で考え方は大きく変わる**

職場や法人の他職種の「因子」をリサーチしてみよう

例1
老健勤務の看護師

【個人因子】①現在は、管理者として入所者の療養にかかる助言指導を担う。②法人内で訪問看護師の経験あり。③さらに以前は病院の手術室経験あり

＋

【環境因子】①老健の在宅復帰・在宅療養支援機能が強化された。②多剤投与の入所者が増え、かかりつけ医との連携で薬剤調整を施設として実施

予測

訪問看護の経験もあるし、入所前の在宅訪問時の「家屋環境」などの情報ニーズが高いのでは。また、日々の服薬援助後の本人の状態について、記録作成に力を入れることが求められそうだ

例2
通所介護の非常勤の言語聴覚士

【個人因子】①週１回、個別に発語・発生訓練を実施。②摂食・嚥下訓練を専門に行なう認定言語聴覚士を目指している。時々、ミートラウンドも行なう

＋

【環境因子】①事業所が、新加算であるADL維持等加算、栄養スクリーニング加算を取得。②法人が歯科医師・歯科衛生士との連携強化を図っている

予測

個別機能訓練の対象となる利用者について、当の言語聴覚士が勤務していない間の「摂食・嚥下の状況」にかかる記録をチェックしたがるのでは。歯科衛生士からの情報などもまとめて、提供してみよう

6 相手に「近づく」中で、意識したいこと

◎ちょっとした一言で、相手の意識・態度も一変することが

連携相手のことを想像・予測する中で試したいこと

連携相手の個人因子・環境因子を探る中で、「相手は今、こんなことに戸惑ったり、困っているのかもしれない」という想像や予測が浮かんでくるでしょう。

そこで、試してみたいことがあります。難しいことではありません。

それは、相手に連絡をとる際に、「ちょっとした一言を加える」ことです。

たとえば、リハビリ職から担当利用者の機能訓練の進ちょくについて、情報をもらいたいというケースがあったとします。その際に、どのように申し出るでしょうか。

前書き（もしくは、口頭の挨拶）としては、次のような具合でしょうか。

「いつも○○様（利用者）の件では、お世話になっております。このたびは、○○様の週○回の通所リハビリテーション提供時の状況につきまして、□□様（担当リハビリ職）に、以下の点で確認させていただきたくお願い申し上げます」

「いつも」の情報提供や問い合わせに「＋α」を

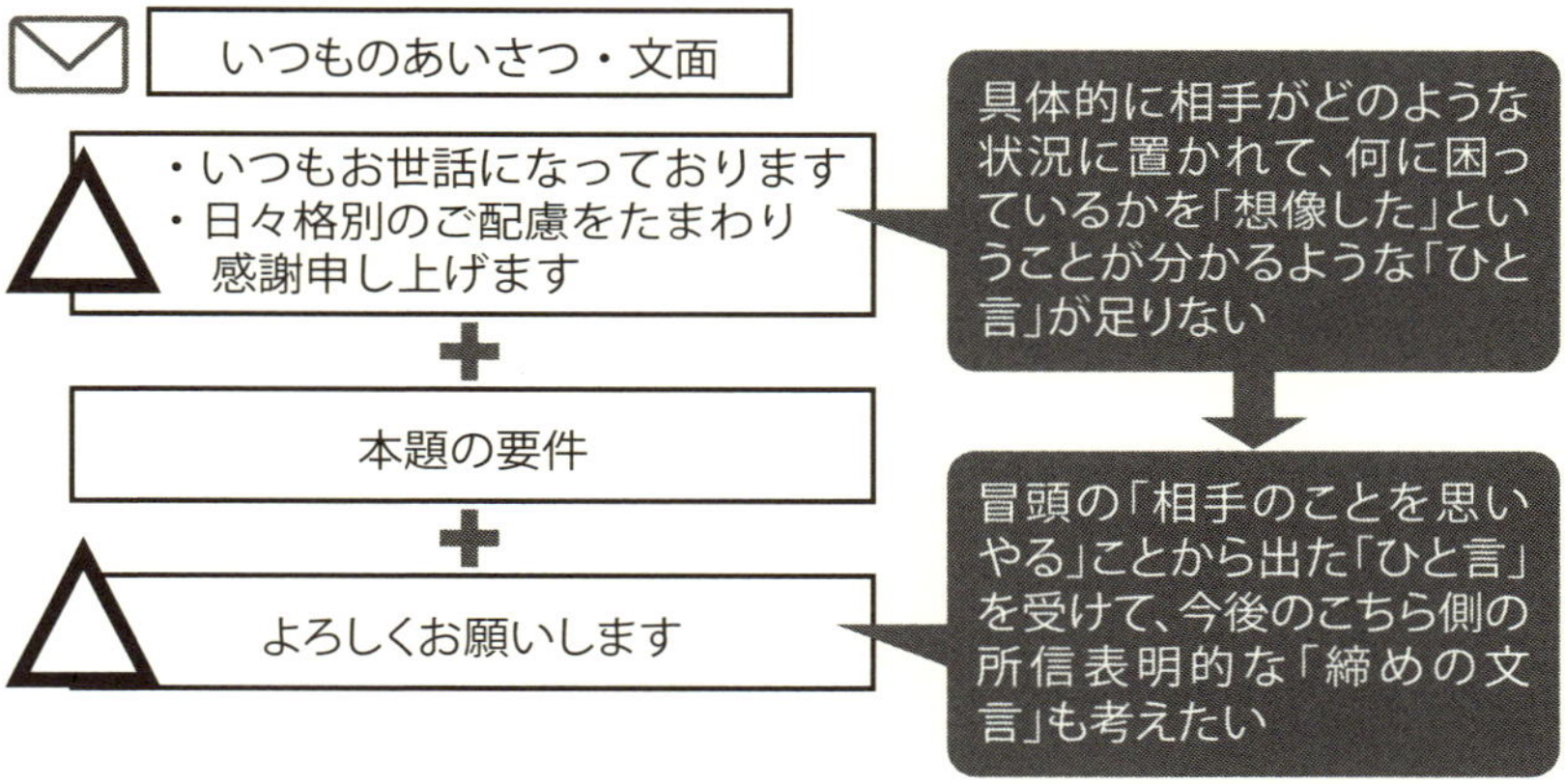
いつものあいさつ・文面
・いつもお世話になっております
・日々格別のご配慮をたまわり感謝申し上げます
本題の要件
よろしくお願いします
具体的に相手がどのような状況に置かれて、何に困っているかを「想像した」ということが分かるような「ひと言」が足りない
冒頭の「相手のことを思いやる」ことから出た「ひと言」を受けて、今後のこちら側の所信表明的な「締めの文言」も考えたい

「入口」からの好印象が、支援のスピードアップに

受け取った相手側（リハビリ職）としては、どういう印象を受けるでしょう。

相手との間に「壁のようなもの」があり、「何か事情聴取を受けているようだ」と感じるかもしれません。あるいは、「共感（利用者の状況について、問題意識を共有しましょうということ）の空気が薄く、入り込みづらい」といった感覚でしょうか。

もちろん、その後に意見交換を続ける中で、先の「共感」が少しずつ生まれる可能性もあるでしょう。しかし、入口で、「この人はこちらのことをわかろうとしてくれているのだな」という実感を与えることができれば、相互の歩み寄りは早くなります。

それだけ、問題点を共有するスピードが速くなり、早期の対処も可能になるわけです。

「こちらの事情をわかってくれている」と印象づける

たとえば、利用者の「関節痛」を訴える頻度が上がっているとして、そのことについて「情報共有を図りたい」というのが、先の依頼の趣旨であったとします。

当然、リハビリの現場では、機能訓練にもさまざまな制限が生じている可能性がありま す。そこで、以下のような前書きから始めてみます。

「○○様の痛みの訴えが増えている中、目標の進ちょくに滞りが見られないのは、ひとえに□□様のご配慮のたまものと心より感謝申し上げます。一方で、□□様のご負担も大きいのではと案じつつ、より詳細な状況を伺いたくご連絡を差し上げました」

どうでしょうか。リハビリ職としては、「こちらの負担にも目を向けてくれている」という思いが強くなり、「この相手となら、突っ込んだ情報交換をすることによるメリットは大きいだろう」と考えるのではないでしょうか。

まとめ

- **入口からスムーズな連携を進めるには、「ちょっとした一言」を**
- **現場の事情を想像しつつ、相手の負担・苦労に思いを寄せる**

「いつもの前書き・後書き」をブラッシュアップさせる思考

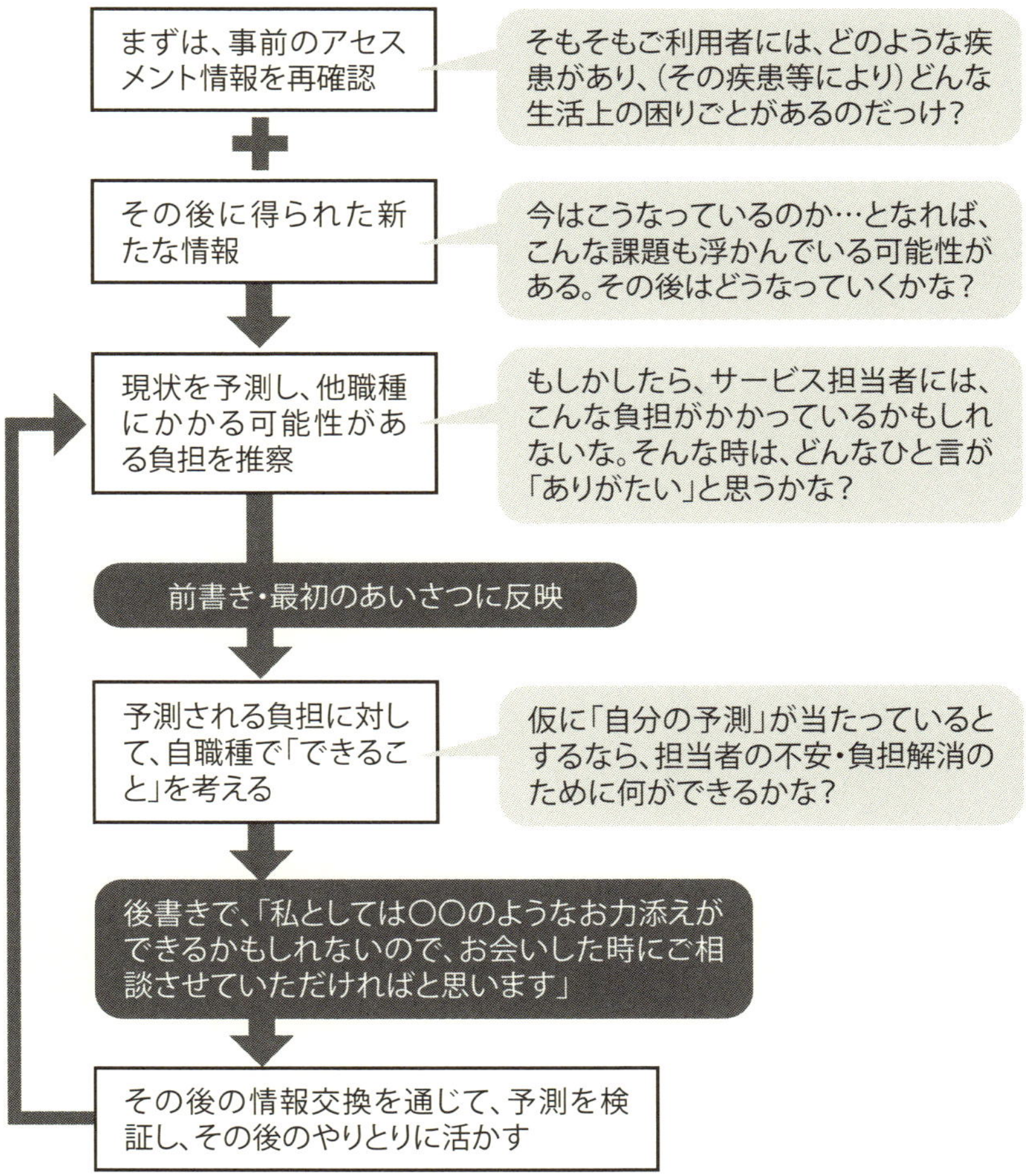
まずは、事前のアセスメント情報を再確認
そもそもご利用者には、どのような疾患があり、(その疾患等により)どんな生活上の困りごとがあるのだっけ？
その後に得られた新たな情報
今はこうなっているのか…となれば、こんな課題も浮かんでいる可能性がある。その後はどうなっていくかな？
現状を予測し、他職種にかかる可能性がある負担を推察
もしかしたら、サービス担当者には、こんな負担がかかっているかもしれないな。そんな時は、どんなひと言が「ありがたい」と思うかな？
前書き・最初のあいさつに反映
予測される負担に対して、自職種で「できること」を考える
仮に「自分の予測」が当たっているとするなら、担当者の不安・負担解消のために何ができるかな？
後書きで、「私としては○○のようなお力添えができるかもしれないので、お会いした時にご相談させていただければと思います」
その後の情報交換を通じて、予測を検証し、その後のやりとりに活かす

7 イノベーションが進化しても基本は同じ

◎ICT等の活用でも、相手の事情への思いやりは欠かせない

医療・介護制度へのICTのかかわりが深まる中で

現在は、ICT（情報通信技術）の進化により、実務上のコミュニケーションの「手段」も変わってきました。たとえば、医療の世界では、（条件付きながら）「オンライン診療」による診療報酬の算定も可能となっています。

この流れは、介護業界も無縁ではありません。一例としては、リハビリサービスにおいて、加算算定に必要な会議の医師参加が「テレビ電話」でもOKとなっています。

2017年度からスタートしている在宅医療介護連携推進事業でも、ICTによる情報連携のプラットフォームが整備されているケースも見られます。

国は、介護現場へのさらなるICT導入を進めるために、2021年度の介護報酬・基準改定でのインセンティブを強化しようとしています。将来的には、居宅のサ担会議などでテレビ電話等の活用を進めたり、ケアマネジャーに対してオンラインでのモニタリングなどを可能にするしくみなどが誕生するかもしれません。

2018年度の「ICT関連」の介護報酬・基準改定（例）

定期巡回・随時対応型、夜間対応型訪問介護

日中のオペレーターと訪問介護員の兼務を可能とする
【要件】ICT等の活用により、事業所外においても利用者の状況が確認できるなどの体制を構築していること

訪問・通所リハビリ

リハビリ・マネジメント加算Ⅱ・Ⅲの算定では、リハビリ会議の開催が要件となっているが、「医師の参加」については「テレビ電話」等の使用でもOKとする

「手段」が進化しているからこそ「基本」が重要に

ただし、多職種連携の「基本」は、どんなにコミュニケーションの「手段」が進化しても変わりはありません。前項で述べたような、「相手の直面している事情に思いを寄せ、共感を高めるためのひと言を添える」といった取り組みも同様です。

むしろ、「コミュニケーションの手段」が進化しているからこそ、今まで以上に「相手を知る」ことが重要になっているとも言えます。

私たちの日常で言えば、SNSの進化は目覚ましいものがあります。

ところが、面識のない人でも簡単につな

がることができ、双方がどんな状況でも情報のやりとりができるという中で、逆に「相手に対する想像力」がぜい弱になり、ちょっとした言葉の行き違いによって負の感情が増幅されるケースも目立っています。

「歩み寄り」の過程が省かれることで生じる甚大な危機

そうした空気にプライベートでなじんでしまうと、「実務だから」と切り替えるのは並大抵ではありません。自分でも意識しないうちに、相手の感情を害してしまい、それ以降のチームワークに支障をきたす恐れも高まります。

さらに問題なのは、「歩み寄り」の過程が省かれることで、双方でやり取りする情報の受け取り方や理解に「ズレ」が生じることです。「テレビ電話なら」と思っても、限られた画面上の画像や音声に頼ることには、それなりの危険も付きまといます。

人類の歴史は、「便利さ」を享受する中で、省いてはいけないものまで置き去りにすることの繰り返しでした。応用編に入る前に、このことをしっかり頭に入れましょう。

まとめ

- **ICT等の連携手段がどんなに進化しても、基本は変わらない**
- **便利だからこそ「省いている」ことはないか。常にチェックを**

ICT 等が「便利」ゆえに「省いている」ことはないか？

いつでも連絡がとれてリターンが速い	→ あなた自身のリターンはどうなのか。職能団体によってはリターンのルールを決めている。それに甘えていることはないか
画像のアップができて情報共有の精度が上がる	→ その画像が何の目的で、どんなタイミングでアップされたのかが明示されないと誤解を招くことも。 画像対象者の承諾も課題に
テレビ電話なら、文字より誤解なくコミュニケーションがとれる	→ 画像による事実の再現性に頼りがちだが、画面の範囲の外が見えないことで、実は情報に偏りも出てくる。 リアル画像への妄信が逆に危険
SNSに慣れている世代なら、職種の壁を乗り越えて情報交換の速度がUP	→ ちょっとした言葉の「足りなさ」はお互いの深層心理の中で膨らんでいくもの。前項で述べた気遣いの基本はむしろ以前より求められている

1章コラム

2021年度の制度見直しに向けたテーマ

ICT導入にインセンティブも付与される?

ここ何度かの介護保険法の改正、介護報酬・基準改定などにより、介護現場で手がけるべき実務が大きく変わってきました。この流れは、2021年度に予定される制度や報酬・基準の見直しでも同様です。

特にポイントとなりそうなテーマの一つが、介護現場の生産性の向上です。「介護」に「生産性」という概念を持ち込むことに違和感を感じる人も多いかと思いますが、具体的にはどういうことでしょうか?

たとえば、厚労省の検討会や財務省の提言などでは、介護ロボットやICTなどのテクノロジーの活用により、業務の効率化を目指すというビジョンが語られています。

これを推進するために、介護報酬等でインセンティブをほどこすという案も見られます。

実際、過去の介護報酬・基準改定においても、ICTの活用を加算要件や運営基準に組み込む動きが見られます。

ICTがチームケアを混乱させれば、本末転倒に

問題は、組織全体が「ICTなどのしくみ」に乗り切れるかという点でしょう。世代や経験によってスマホやタブレットの活用スキルには、大きな差があります。

このスキルの幅をていねいに標準化しないと、ICTの導入がかえってチームケアを混乱させる要因になりかねません。

これは多職種連携でも同様です。特定の連携相手が「ICTは苦手」として参画しないからと、「ほっとく」わけにはいきません。

常に「苦手」な人の立場に立って、参画しやすい申し出の仕方を考えることが必要です。

第2章

【応用編①】対医療連携で医師を振り向かせるにはどうしたらいいのか

1 対医療連携で介護専門職を悩ませるケース

◎実例・なぜこの「医療職」とうまくやれないのか?

ケアマネジャーのFさんは、「どうしたらいいだろう」とデスクでため息をつきました。実は、担当する利用者のMさんが、軽度の脳梗塞で入院中です。幸いなことに入院中の予後は順調で、退院の日取りも決まりました。

明日、退院に向けた病院側のカンファレンスに参加する予定です。「気が重い」のは、Fさんがその病院の循環器系の主治医と折り合いがよくないからです。

本人は「家で入浴したい」、主治医は「入浴はデイケアで」

こじれがちなのは、いつも「利用者の生活の意向」にかかる点です。

これまでも、「家の風呂に入りたい」、「デイケアは行きたくない。内庭で農作業をさせてくれるなじみのデイサービスに通い続けたい」といった意向を入院中の利用者から聞き、「退院後も何とか実現させてあげたい」と考えていました。

ところが、例の主治医は、「私の意見としては、入浴もリハビリ(作業療法含む)も、

医療職の「偏見」はどうして生じるか？

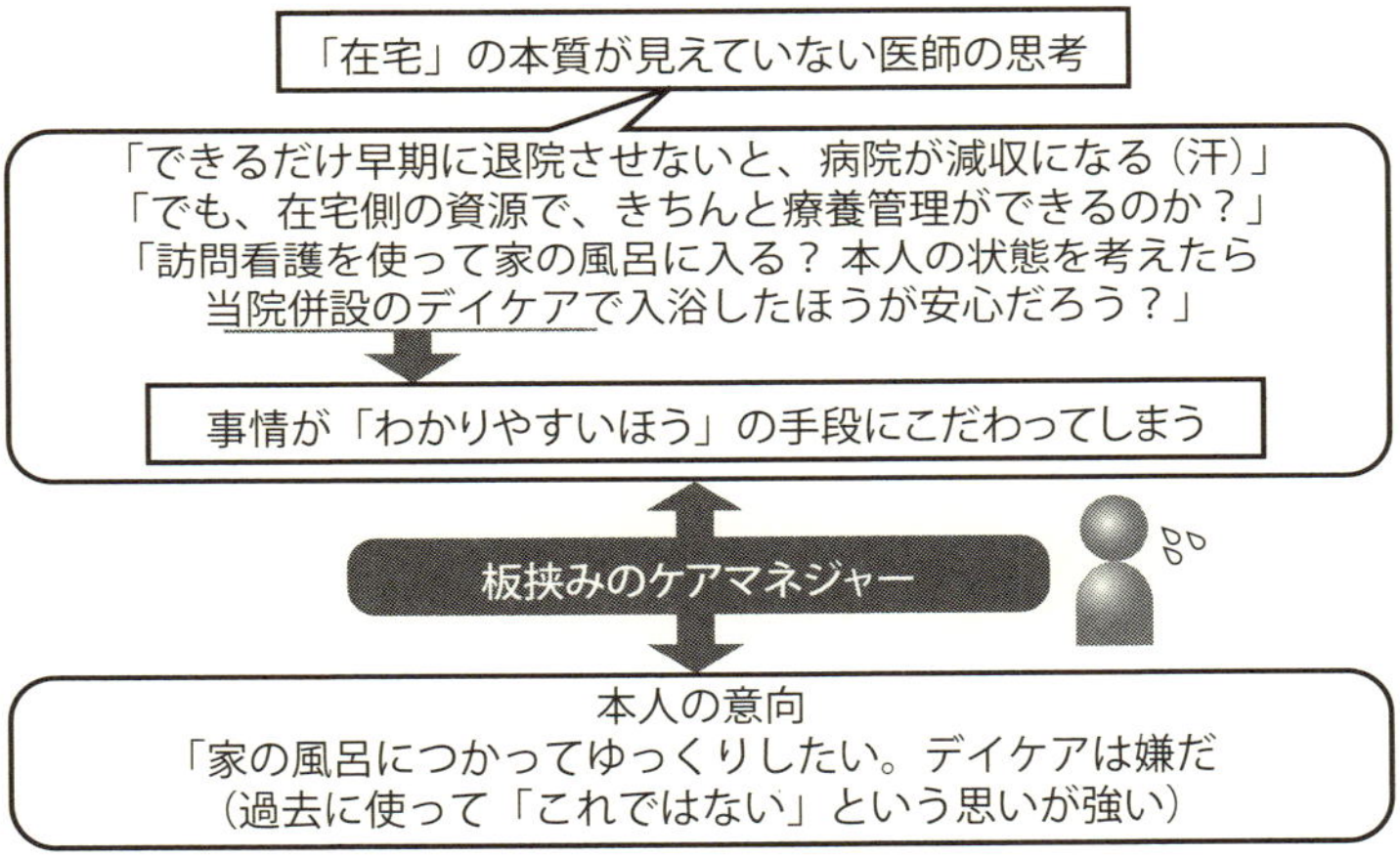
「在宅」の本質が見えていない医師の思考
「できるだけ早期に退院させないと、病院が減収になる（汗）」
「でも、在宅側の資源で、きちんと療養管理ができるのか？」
「訪問看護を使って家の風呂に入る？ 本人の状態を考えたら当院併設のデイケアで入浴したほうが安心だろう？」
事情が「わかりやすいほう」の手段にこだわってしまう
板挟みのケアマネジャー
本人の意向
「家の風呂につかってゆっくりしたい。デイケアは嫌だ（過去に使って「これではない」という思いが強い）」

冬場などはデイケアで行なうのが安全だし、そうすべきだと思う」と言います。

別にその医療法人のデイケアを勧めているわけでありませんが、地域に循環器系の医療法人が手がけるデイケアは人手不足で受け入れが困難です。

「リスク」を頭に入れたうえでの主張だが……

その医療機関に入院した利用者は、例外なく高血圧症があり、脳梗塞の再発リスクも不安視されます。主治医としても、そうしたリスクを頭に入れたうえでの「デイケア」主張なのですが、やや偏った考えに縛られているようです。

実際、その主治医は訪問系やデイケア以外の居宅サービスと連携した経験がほとんどないとのこと。医師なら訪問看護への理解は深いはずですが、「訪問看護を使うならデイケアを」という具合に、「わが家での意向の再現」にも熱心ではありません。

本人が望まないサービスを入れることが適切か

あれこれと悩んだFさんは、「家での入浴」を望む本人の意向を実現することを優先して、訪問看護を位置づけたプラン原案をカンファレンスで示してみようと思いました。

そのうえで、デイケアでの入浴もプランに入れ、「家での入浴を想定した訓練」も想定します。これなら、主治医の納得も得られるだろうと考えました。以前も同様のケースで「デイケアを入れずに訪問看護だけ」というプランを示したら、主治医から「あれだけ言ったのに、私のアドバイスを無視するの？」と怒られた経験があったからです。

しかし、Mさんの「デイケアは行きたくない」という意思は大きいものでした。過去にデイケアに通ったこともありますが、本人は満足できなかったとのことです。Fさんとしても、「本人が『嫌だ』というサービスを無理に入れるのが適切なのか」と悩みます。

まとめ

- **在宅支援にかかる主治医の「偏見」がケアマネジャーを縛る**
- **「主治医を納得させる」ための、本人の意向とズレたプラン!?**

ケアマネジャーが考えた方法

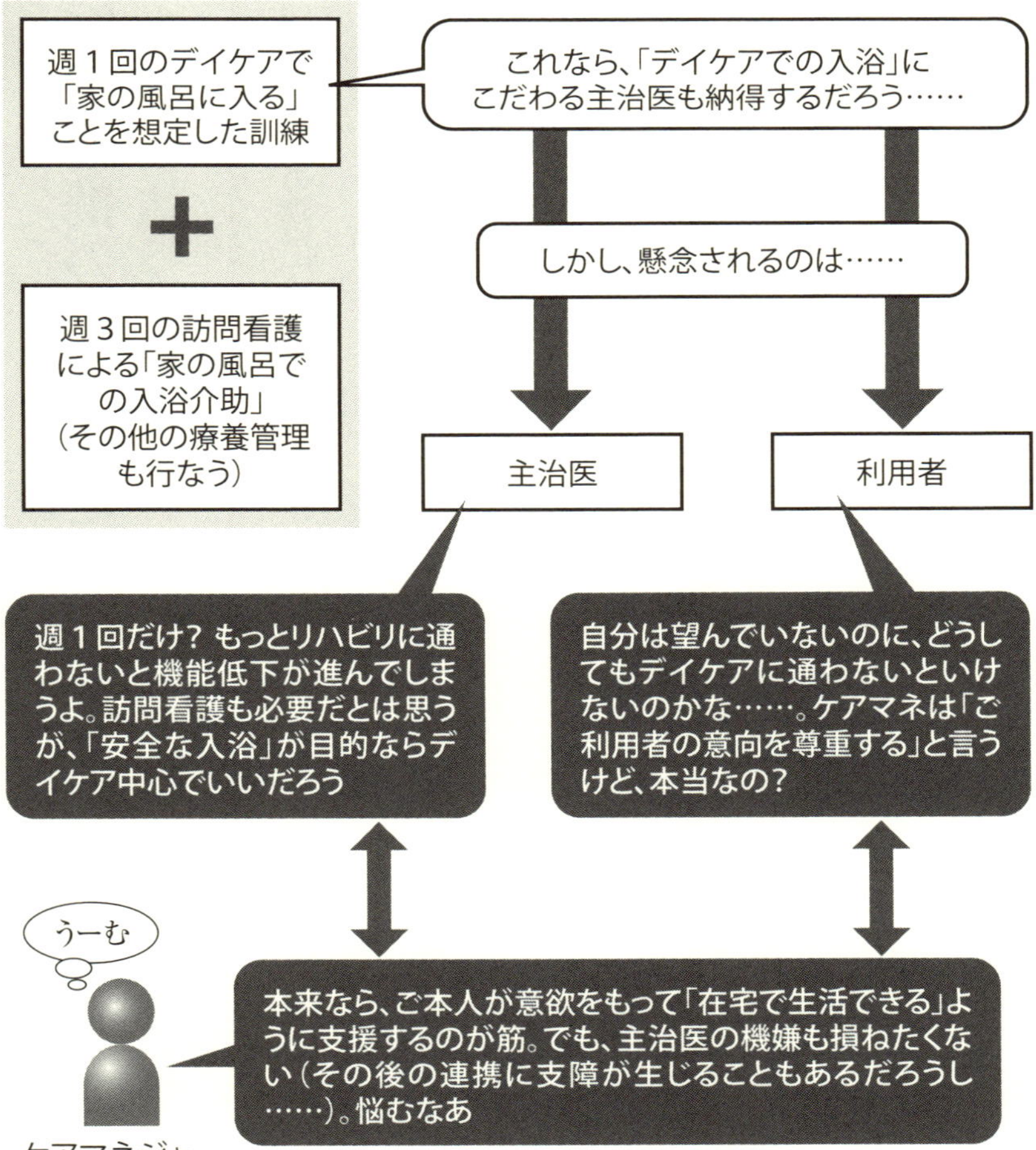
週１回のデイケアで「家の風呂に入る」ことを想定した訓練
＋
週３回の訪問看護による「家の風呂での入浴介助」（その他の療養管理も行なう）
これなら、「デイケアでの入浴」にこだわる主治医も納得するだろう……
しかし、懸念されるのは……
主治医
利用者
週１回だけ？ もっとリハビリに通わないと機能低下が進んでしまうよ。訪問看護も必要だとは思うが、「安全な入浴」が目的ならデイケア中心でいいだろう
自分は望んでいないのに、どうしてもデイケアに通わないといけないのかな……。ケアマネは「ご利用者の意向を尊重する」と言うけど、本当なの？
うーむ
本来なら、ご本人が意欲をもって「在宅で生活できる」ように支援するのが筋。でも、主治医の機嫌も損ねたくない（その後の連携に支障が生じることもあるだろうし……）。悩むなあ
ケアマネジャー

2 対医療連携の「困った」をどう解決する？

◎ケアマネジャーのFさんはどうすればよかったか？

医療職の「在宅介護への理解」は深まってきたが……

医療職の多くは、ひと昔前に比べて「在宅介護への理解」は深まってきました。

しかし、介護サービスの目的を「家での安全な療養」の手段としか見ていない医師なども少なくありません。つまり、「本人の意向」よりも「そのサービスが療養に役立っているのかどうか」だけで、利用を強く進めるケースがあるということです。

前項のケースも、そうした主治医の考え方の偏りが表に現れた例です。そこに、主治医とケアマネジャーの昔ながらの力関係が働いて、悩みが深まったことになります。

「アウェイ」空間で在宅側の意見主張はなかなか難しい

主治医（の個人因子）にもよりますが、その「偏見」を一朝一夕で解消するのは難しいでしょう。現実的には、少しずつ主治医を啓もうしていく他はありません。

問題は、こうした退院ケースにおいて、在宅復帰の入口となる「医療機関」側主催のカ医療機関側に所属する「多職種」に注意！

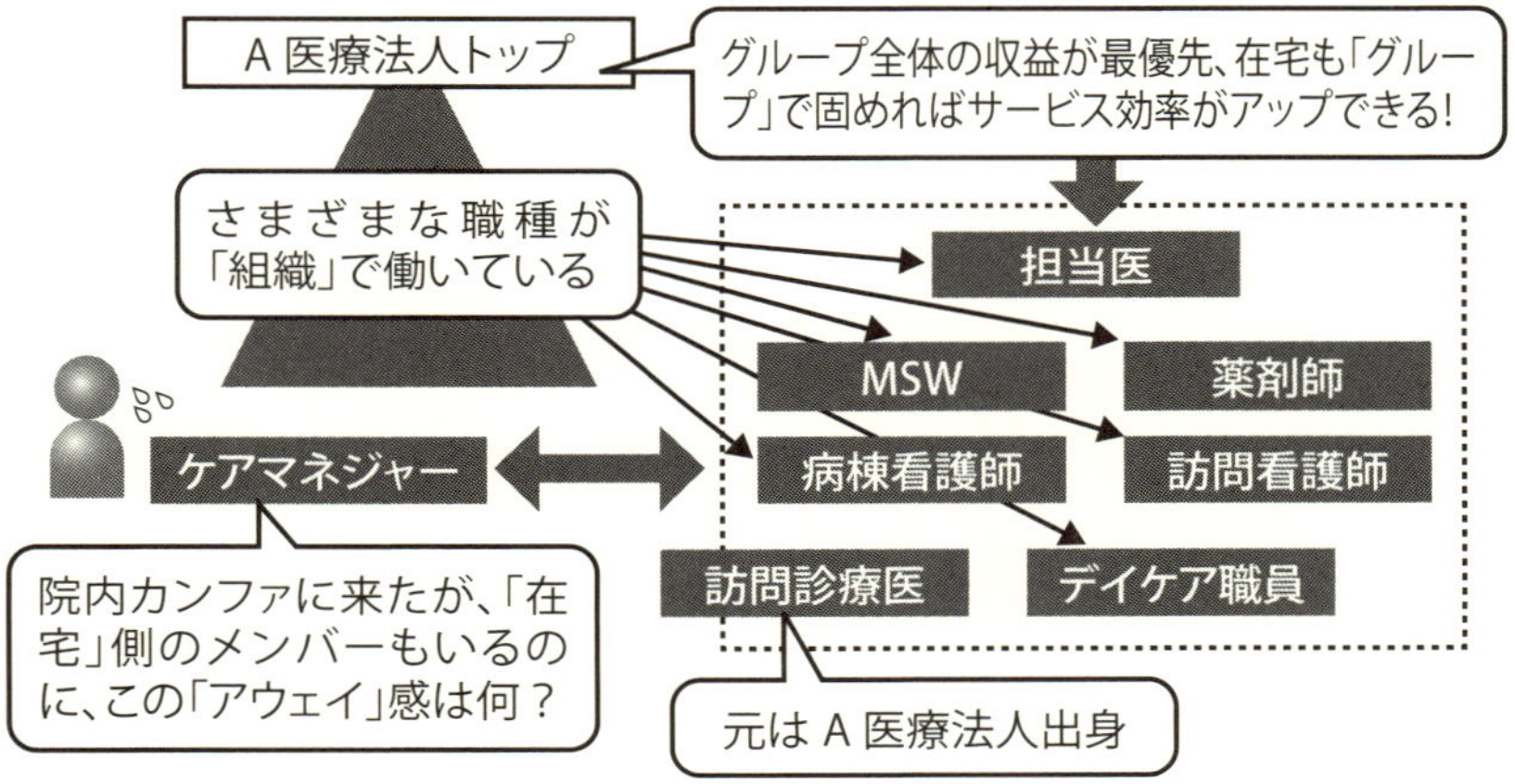

ンファレンスの場で、在宅介護側の主張を通すのは並大抵ではないことです。

大病院内では依然として確固たるヒエラルキーがあり、「主治医の考え＝組織全体の公式見解」となってしまいがちです。

そうした、いわば「アウェイ」空間に在宅側のケアマネジャーや介護職が参加すれば、病院側の見解がいつしか絶対となってしまいます。

ケアマネジャーとしては、いつも付き合いのある地域医療連携室のＭＳＷが参加したりすると、「何とか主治医も説得できるかも」と思います。しかし、そのＭＳＷも主治医を頂点とする組織の一員ですから、あまり大きな期待はかけられません。

カギは訪問診療医と、看護師長に近い訪問看護師

となれば、カンファレンスという場だけで「何とかしよう」とするのではなく、在宅介護を担うチーム側がさまざまな場面で「氷の壁」を溶かしていくことが必要です。

つまり、「アウェイ」空間だけをフィールドとするのではなく、在宅側の多職種の協力を得ながら、外のフィールドで在宅側の考えを啓発していくわけです。

たとえば、地域には、「患者の在宅生活の意向」にこだわるような「新世代の訪問診療医」なども少しずつ増えています。多職種協働研修などの場で、そうした医師と「顔つなぎ」をしておき、「通院が厳しくなってきた」という利用者に紹介します。

利用者の担当医となれば、いざ（利用者が入院したなど）という時に、病院側の主治医との情報共有を通じて「本人の意向実現」に向けた説得をお願いできるわけです。

また、主治医の中には「看護師長の意見には従う」という人も少なくありません。その看護師長に対し、同じ看護師である訪問看護の側から（地域包括ケア病棟の訪問看護との共同指導の機会などを通じ）啓もうをお願いすることもできるでしょう。

まとめ

- **医療職側の偏見を解くには、外のフィールドからの仕掛けを**
- **病棟看護師と訪問看護師など、看護師同士のつながりも活用**

普段から付き合っておきたい職種
そして、医療職にどのように仕掛けるか？

ケアマネジャーや介護リーダー

↓ まずは、足を運ぶ

多職種協働の研修会
（各職種の研修会や専門職が講師を務める住民向けセミナー等にも、オブザーバーなどで参加してみる手も）

病棟勤務経験がありあえて独立した訪問看護師	地域の大病院などとのしがらみがない訪問診療医	開業は古いが施設訪問などにも積極的な歯科医・歯科衛生士
たとえば、地域包括ケア病棟との共同による患者指導を行なっていれば、その病棟の看護師長などに顔が利く場合も	臨床研修などで、病院側の担当医を「指導した経験がある」などというケースも。この師弟関係などを利用する	患者の摂食・嚥下、口腔状況などに関して、大病院が実績ある「町の歯科医」と連携するケースがある。これも役に立つ
勤務医は、意外に看護師長の言うことに素直に耳を傾ける	かつての恩師（しかも在宅系）であれば、啓発効果は高い	患者（利用者）の在宅状況について情報源となることも

↓

主治医を多様なルートで少しずつ啓もう

3 対医療連携をめぐる環境をしっかり見極める

◎地域包括ケアシステムの中で変わってくる医療と介護の関係

制度改革で、医療の担う部分が急速に介護現場に移行

今、多くの医療機関は大きな転換期に直面しています。

国が進める病床再編によって、「療養」のための機能が病院から在宅や介護施設等へと移行が進み、しかもそれがスピードアップしているからです。

医療機関のミッションとしては、急性期を脱した患者は短期間で退院支援を図り、難しい場合は地域包括ケア病棟やリハビリ病棟でインターバルを置いて「状態の安定化を図る」ことが必要となります。その後は（外来や訪問等の）在宅医療となるわけですが、そこでは「介護」とのかかわりが深くならざるを得ません。

社会保障制度全体を見ると、医療費を介護費に「付け替える」という動きも強まっています（これが介護保険財政をひっ迫させている一つの要因です）。

医療法人の経営面で言えば、介護療養病床や老人保健施設、介護医療院、医療外付け型の有料老人ホーム、病院併設のサービス付き高齢者向け住宅など、介護保険からの収入が期待できる事業ビジョンがどんどん拡大しています。

医師の多くも、今までと違うフィールドで働くことに

当然、医療機関を主たるフィールドとする医療職の役割もおのずと変わってきます。

今まで一般病床で看護師とのチームで診察に従事していた医師が、介護保険で運営される現場で、介護職とも連携する機会が増えることもあるでしょう。

高齢患者が医療リハビリから介護リハビリに移行する中で、ケアマネジャーなども参加する介護側のリハビリ会議にかかわるケースも出てきます。

医療法人の「運営」範囲は、介護へと拡大

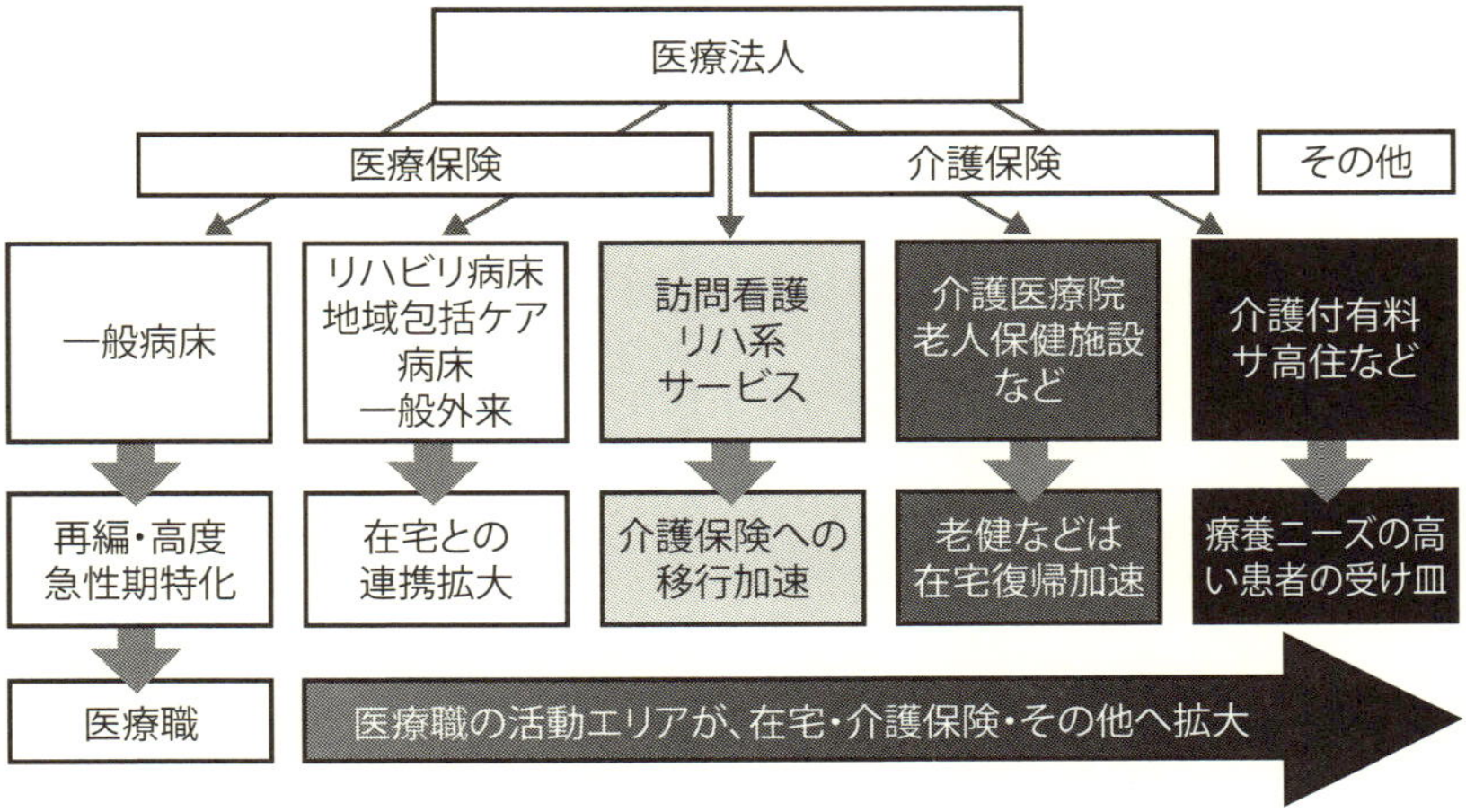

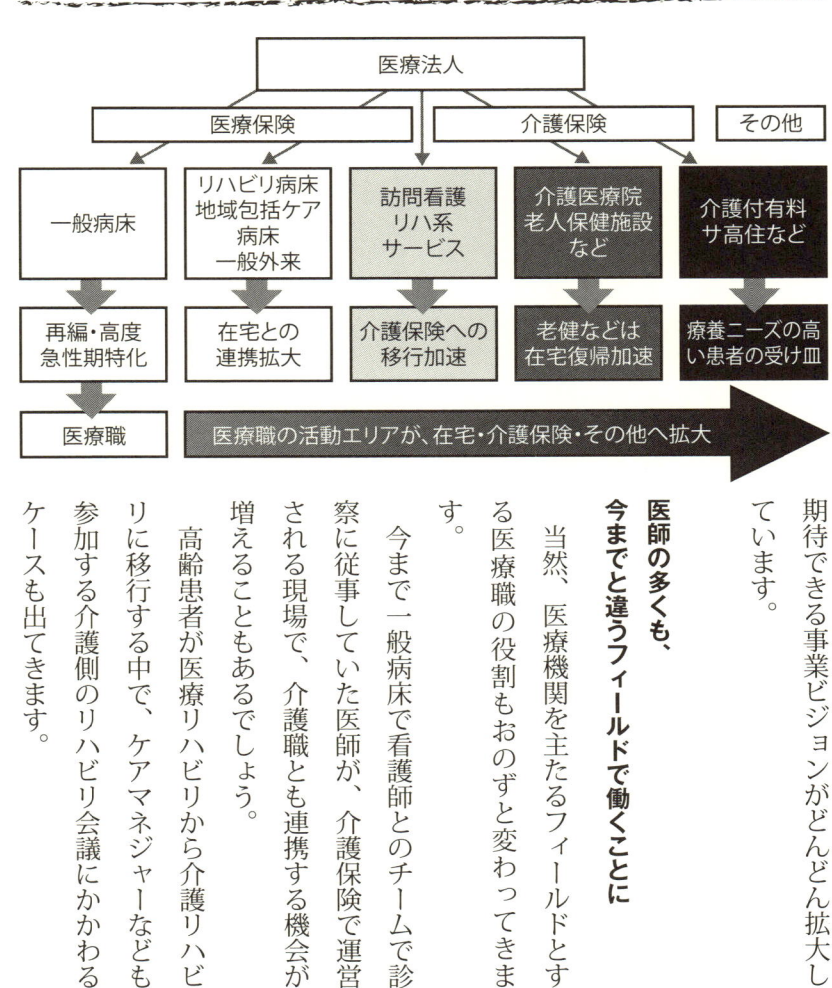

また、地域の医療機関の責務として、特養ホームの提携医療機関となることも増えてくれば、医師が職務として法人外の介護現場におもむくことも珍しくなくなります。

医療と介護のぶつかり合いはこれからが本番!?

そうした中で、医師が直面するのは、患者の生活の中で「医療の役割とは何なのか」を考えざるを得なくなることです。「全人的医療」という理念はわかっていても、それを現場で実践するとなれば、今までの自身の医療観を見直す必要も出てきます。

もちろん、70年・80年代からそうした状況に直面し、新しい時代の医療のあり方を自分なりに構築してきた人もたくさんいます。しかし、今の大きな流れの中で、新たな課題に「直面せざるを得ない」医師はこれから増えることになります。

そうした人の中には、介護現場を「自身のキャリア」で染めようとして、介護をはじめとする他職種とぶつかってしまうケースも少なくありません。介護職としては反発したいところですが、実は医師側も厳しい立場に置かれている――これが今の状況です。

まとめ

- **医療が担うフィールドが、今どうなっているのかを知ろう**
- **介護と連携する医師の多くは、医療観の見直しを迫られている**

医師もさまざまなフィールドで働くことに……となると

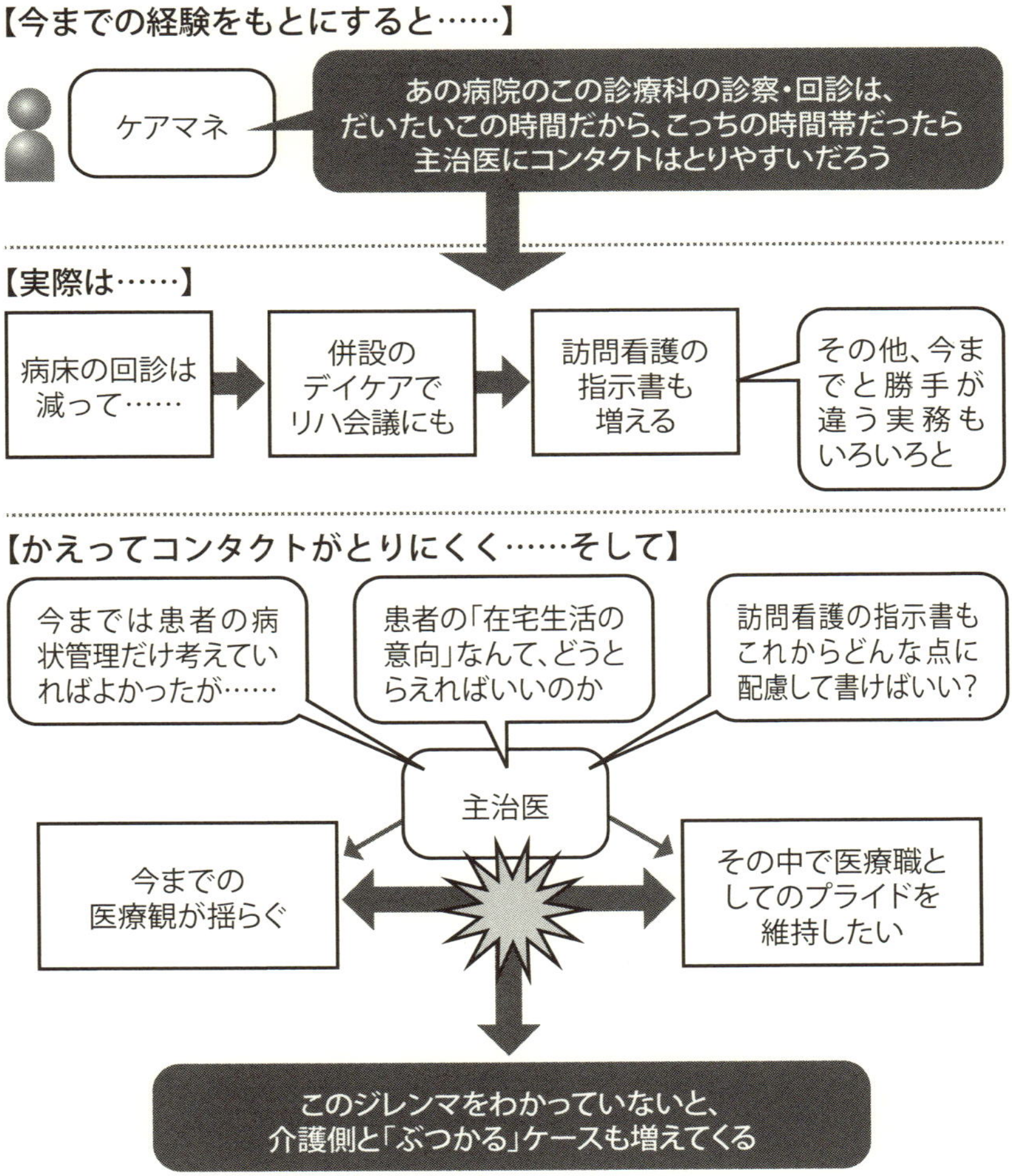
【今までの経験をもとにすると……】
ケアマネ
あの病院のこの診療科の診察・回診は、だいたいこの時間だから、こっちの時間帯だったら主治医にコンタクトはとりやすいだろう
【実際は……】
病床の回診は減って……
併設のデイケアでリハ会議にも
訪問看護の指示書も増える
その他、今までと勝手が違う実務もいろいろと
【かえってコンタクトがとりにくく……そして】
今までは患者の病状管理だけ考えていればよかったが……
患者の「在宅生活の意向」なんて、どうとらえればいいのか
訪問看護の指示書もこれからどんな点に配慮して書けばいい?
主治医
今までの医療観が揺らぐ
その中で医療職としてのプライドを維持したい
このジレンマをわかっていないと、介護側と「ぶつかる」ケースも増えてくる

4 医療側の課題に介護側はどう向かい合う?

◎医療職が「自分の存在意義を実感できる」機会を援助

医療職を介護職等のケアチームに「近づける」には?

多くの医療職は、前項のような「荒波」にもまれています。それは、医師だけでなく、歯科医師や薬剤師など「医療」を主たるフィールドとしている職種も同様です。

そうした状況で、医療職が「こちら(ケアマネジャーや介護職をはじめケアチームを形成する多職種)」に近づいてくれるようにするには、どうすればいいでしょうか。

基本は、連携する医療職の働きによって、「利用者の意向が実現できている」ことを評価し、相手に示していくことです。どんな小さなことでも構いません。

たとえば、治療によって利用者の「痛み」の緩和が図られたとします。痛みが緩和されれば、「利用者の生活の質の向上」という効果も大なり小なり生じてきます。

ところが、その「利用者の生活」にかかる効果について、医療職の多くはあまり意識していません。彼らにとっては、あくまで症状の改善に向けて「いつもの治療」を行なっただけにすぎず、それが「生活」に何をもたらしたかという指標が乏しいわけです。

多様な医療職が、利用者の「生活」に寄与するもの

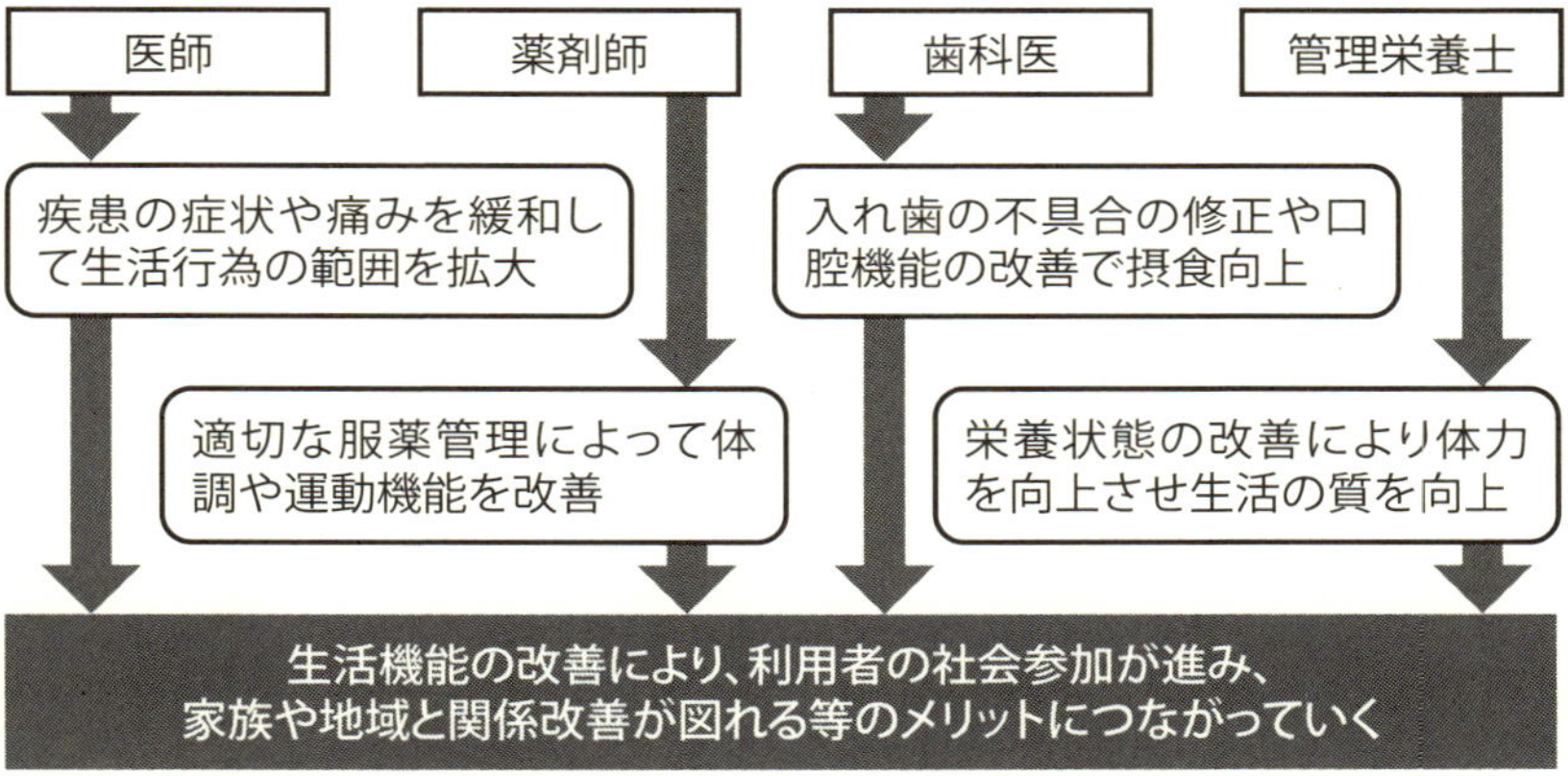

医療職への評価は、本人にとって「思いもよらぬ」場合が

だからこそ、他職種の立場から（やや大げさであっても構わないので）「先生のおかげで、ご利用者のこんな生活が叶えられています」という評価をきちんと伝えます。

他職種の立場からすれば、「わざとらしい」と思われるかもしれません。しかし、医療職の中には、「ああ、そういう評価を受けるのだ」という新たな発見の境地に至る人も実は少なくありません。それだけ医療職というのは、「治療・診療」と「患者の生活の質」の間にある「線」を見極めるという習慣を持ってこなかったわけです。

そうした医療職が、大きな環境の変動に

さらされて「自分の医療観」を見失いがちな中では、先のような「発見」は自身の新たな存在意義にもつながります。

そうすればしめたもの。医療職側から以下のような提案が出てくる可能性もあります。

生活に密着している訪問看護師・訪問リハ職と「策」を練る

それは、「この人がこういう生活をしたいと思っているなら、（その生活に不可欠な部分の痛み緩和のために）こういう治療法を試す方法もある」という具合です。

もうおわかりでしょう。「利用者の生活」というケアチームが見すえる地点に、医療職も照準を合わせてくるわけです。これが「近づき」の第一歩となります。

もっとも、先の「治療・診療」と「患者の生活の質」の間の「線」をきちんと評価するためには、一定の医療上の根拠が必要になることもあります。そのあたりは、同じく利用者の生活に密着している訪問看護師や訪問リハ職などと、「どんな具合に医師に評価を示せばいいか」について、（水面下で）打ち合わせをしておきましょう。

まとめ

●医療職の力で「利用者の生活実現」ができていることを示す
●医療職が自身の新たな「存在意義」に気づくことが連携の第一歩

ケアマネ・介護リーダーが、医療職を「動かす」仕掛け

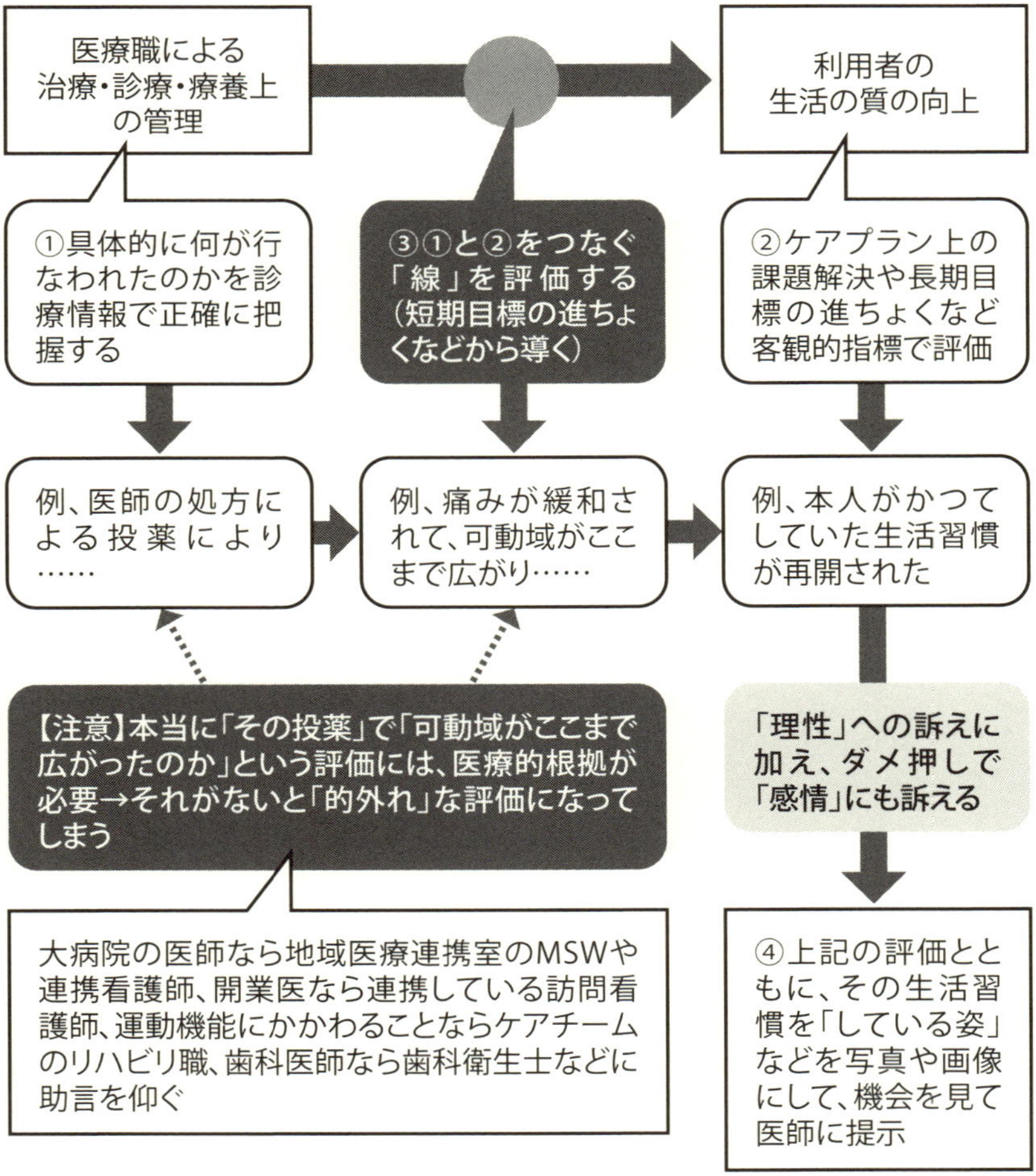
医療職による
治療・診療・療養上
の管理
利用者の
生活の質の向上
①具体的に何が行なわれたのかを診療情報で正確に把握する
③①と②をつなぐ「線」を評価する（短期目標の進ちょくなどから導く）
②ケアプラン上の課題解決や長期目標の進ちょくなど客観的指標で評価
例、医師の処方による投薬により……
例、痛みが緩和されて、可動域がここまで広がり……
例、本人がかつてしていた生活習慣が再開された
【注意】本当に「その投薬」で「可動域がここまで広がったのか」という評価には、医療的根拠が必要→それがないと「的外れ」な評価になってしまう
「理性」への訴えに加え、ダメ押しで「感情」にも訴える
大病院の医師なら地域医療連携室のMSWや連携看護師、開業医なら連携している訪問看護師、運動機能にかかわることならケアチームのリハビリ職、歯科医師なら歯科衛生士などに助言を仰ぐ
④上記の評価とともに、その生活習慣を「している姿」などを写真や画像にして、機会を見て医師に提示

5 制度上で増えた対医療連携機会を活かす

◎「面倒な機会が増えた」では、新たな価値は生まれない

医療職との「平時」からの連携機会も広がった

２０１５・２０１８年度と、介護保険のしくみが次々と変わる中で、介護側の医療職との連携機会が大きく広がっています。いくつか例を挙げましょう。

ケアマネジャーであるなら、利用者の入退院時の情報連携が拡充されただけでなく、平時（入退院以外）や末期がんの利用者のターミナル期の連携も強化されました。

また、いわゆる平時における情報連携については、訪問介護側が得た「サービス提供時の気づき」などをケアマネジャーに伝える責務が運営基準に示されました。

つまり、利用者にかかる日々の情報（口腔や服薬、その他の気になった情報）が、訪問介護→ケアマネジャー→医療職へと伝達されるルートが形成されたわけです。

その意味では、たとえば訪問介護のサービス提供責任者も、間接的に医療職との連携のしくみが深まったことになります。

その他、特養ホームでは、配置医師との緊急時（配置医師の勤務時間外）のやりとり、

たとえば、「平時」において医療職に何を伝えるのか？

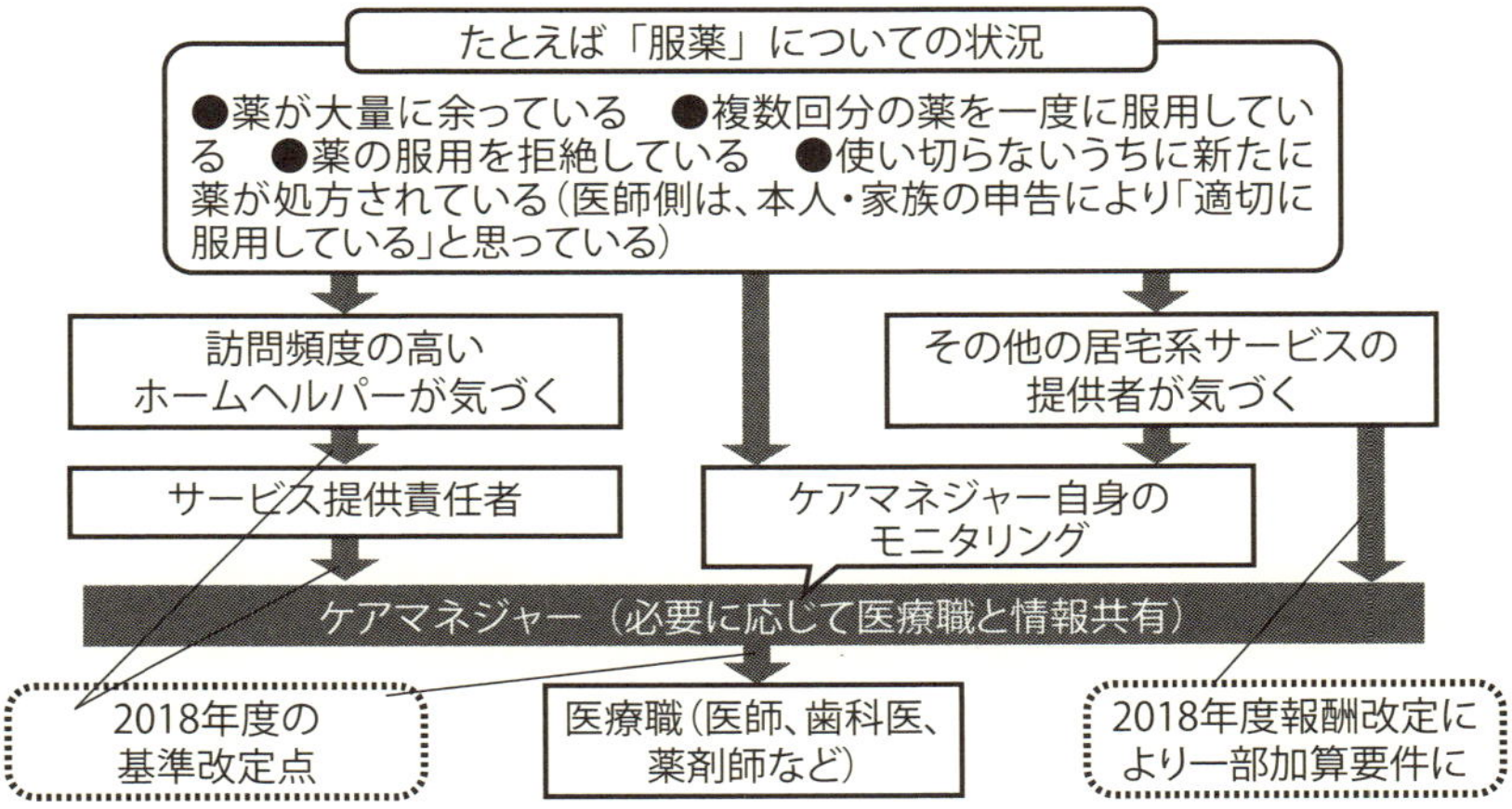
たとえば「服薬」についての状況
●薬が大量に余っている　●複数回分の薬を一度に服用している　●薬の服用を拒絶している　●使い切らないうちに新たに薬が処方されている（医師側は、本人・家族の申告により「適切に服用している」と思っている）
訪問頻度の高いホームヘルパーが気づく
その他の居宅系サービスの提供者が気づく
サービス提供責任者
ケアマネジャー自身のモニタリング
ケアマネジャー（必要に応じて医療職と情報共有）
2018年度の基準改定点
医療職（医師、歯科医、薬剤師など）
2018年度報酬改定により一部加算要件に

入所者が入院した場合の入院先の医療機関との栄養改善の取り組みにかかる連携への評価も拡充されています。

「加算のため」ではなく、もっと大きなチャンスに

大切なのは、以上のような機会を、介護側としてどのように活かすかという点です。「加算が取れるのだから」とか「基準で定められたから」といった「仕方なく」的な後ろ向き感覚では、ただの「面倒な作業」で終わってしまいかねません。

むしろ、こうした機会を「医療職側に近づいてもらう」ためのチャンスととらえたいものです。そうすれば、加算算定等の特別な機会以外でも、連携の歯車をスムーズ

に回すことにつながります。ここで「お互いさま」の風土を築くことができれば、介護側の日常的な「困ったな」の解決につながり、現場負担を減らすことにつながるわけです。
ケアマネジャーで言えば、医療職との距離感が縮まる中で、たとえばサービス担当者会議などへの出席をお願いしやすくなる空気もはぐくめるでしょう。

成熟していない連携推進事業も、まずは「参加」

もう一つ活用したいのは、やはり在宅医療・介護連携推進事業です。
２０１５年度に始まった同事業は、市町村によってまだ試行錯誤のレベルにある所も少なくありません。自治体や医師会の主導で多職種共同研修などが開催されても、「毎回決まった事業所の限られた職種」だけしか出席しないというケースも見られます。
とはいえ、そうした中（運営に問題があるなど）でも、まずは参加してみることが大切です。医師会などが設ける連携相談の窓口なども、まずは利用してみる。こうした「入口」に立つことが、次のステップを生み出すバネとなっていくはずです。

まとめ

- **15・18年度の介護保険見直しで対医療連携の機会は一気に拡大**
- **「仕方なく」ではなく、「次に活かす」という思考の転換を**

法令で定められた連携機会を、「その後」につなげる

【例】地域医療連携室の担当者に、とりあえず情報を渡すとして……

ケアマネ

〇〇様（利用者）の鎮痛剤の「飲み忘れ」（認知症による）が確認されています。痛みの緩和が不安定になる可能性はこの情報からどの程度想定されるでしょうか？
〇〇様の楽しみにしておられる園芸作業に支障があるとADLの悪化にもつながりかねないので心配です。
△△先生（担当医）のご見解を伺いたいのですが

加えて、「痛み」による認知症のBPSD悪化の可能性など、具体的な「予後」の見立ても伝え、「課題は何か」を明らかに

↓

担当者

わかりました。ドクターに確認して折り返しご連絡差し上げます

↓

ケアマネ

居宅介護のチームでクラウドに情報連携のプラットフォームを立ち上げています。
アクセス方法をお教えしますので、そちらに連絡いただくと、他職種との情報共有もスムーズに行なえるのですが……

居宅側のチーム連携に少しずつ引き込んでいく。医療機関側ですでに同様のシステムがある場合、逆にこちら側から参画していくきっかけにも。

↓

なお、医師側から「早急の対応が必要」という回答があることも「先読み」して、この時点で「サ担会議の開催も考えている」旨を伝えておく

6 制度上の連携機会を充実させる取り組み

◎たとえば、医療職側に「ありがたい」と思わせるサポート

たとえば、医療機関がケアマネジャーに頼りたいこと

医療側が直面するさまざまなミッションに対し、介護側のどのようなサポートが、医療職の心を動かすことになるのでしょうか。

たとえば、利用者の入院時に、ケアマネジャーから医療機関への情報提供に際して「入院時情報連携加算」が算定されます。この加算は「入院からの日数」で評価されます。

これは、診療報酬側の「入退院支援加算」の要件の一つである、「退院困難な患者の早期の把握」で設定された日数と連動しています。また、診療報酬の「入院時支援加算」では、入院予定の患者への「退院困難な要因」の評価も行なうことになっています。

いずれにしても、医療機関としては、「患者の退院後の生活」について、そこにどのような課題があるのかを分析しなければなりません。

そのためにケアマネジャーからの情報を頼りにしているわけです。

入院時情報連携加算にかかる「情報提供」の内容

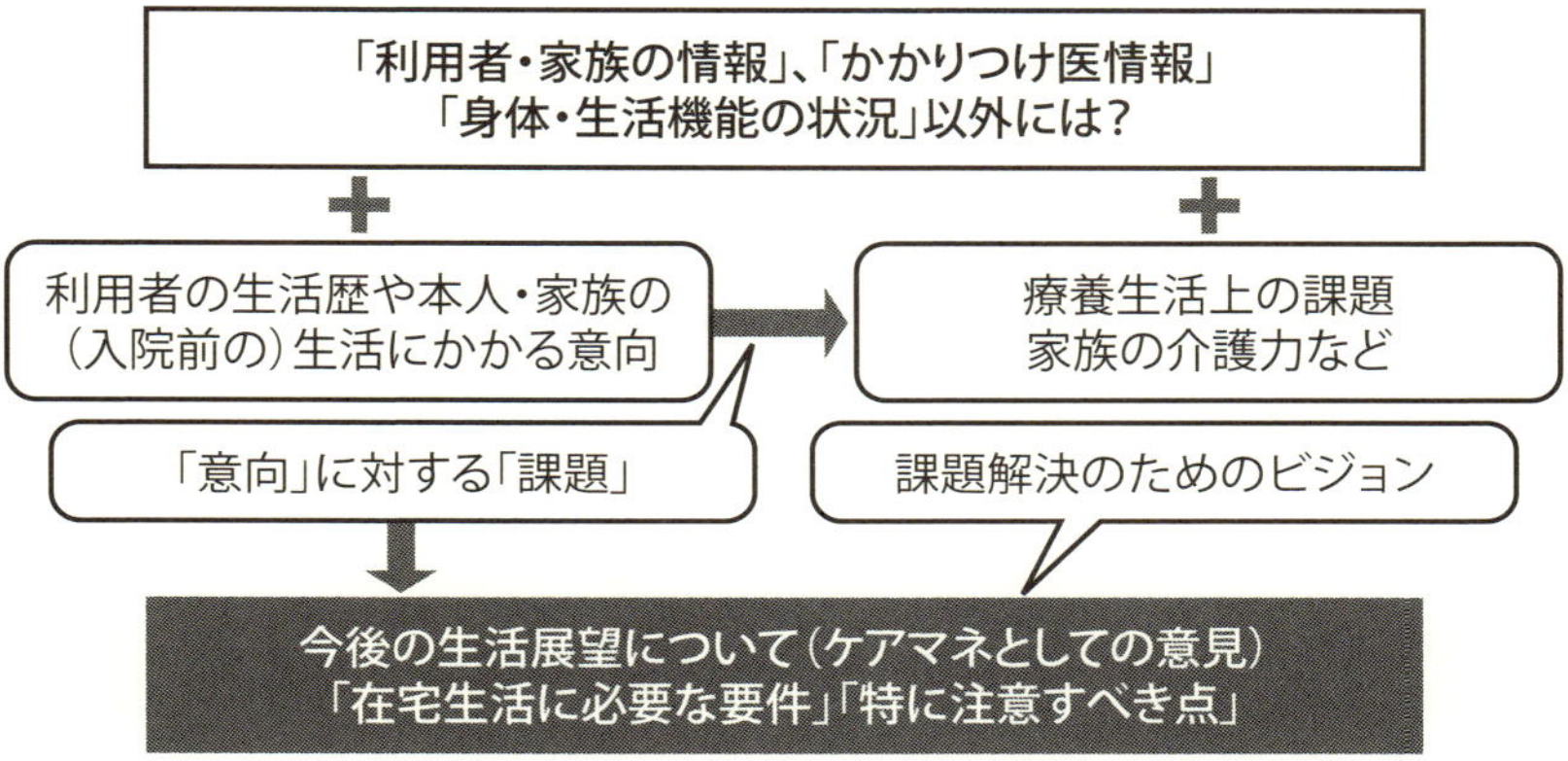
「利用者・家族の情報」、「かかりつけ医情報」
「身体・生活機能の状況」以外には？
利用者の生活歴や本人・家族の
（入院前の）生活にかかる意向
療養生活上の課題
家族の介護力など
「意向」に対する「課題」
課題解決のためのビジョン
今後の生活展望について（ケアマネとしての意見）
「在宅生活に必要な要件」「特に注意すべき点」

入院時情報の「今後の生活展望」の意見欄を存分に活用

ちなみに、厚労省が示す「入院時情報連携」のひな型では、「今後の生活展望」についてケアマネジャーの意見を記す欄があります。具体的には、「在宅生活に必要な要件」や「家族の介護力」、そして「特に注意すべき点」の特記事項となっています。

ケアマネジャーとしては、この「今後の生活展望」の部分を存分に活用し、医療職の困りごとに対する解決策のメッセージを込めることを考えたいものです。

たとえば、入院手術によってカテーテル類の装着が必要になるとします。医療機関側としては、その管理が十分にできるのか否かを「退院可能性」の指標とするはずです。

訪問看護を使ったとしても、家族の協力もある程度必要になるとすれば、現状の「家族の介護力」で可能なのかという点の見極めに悩むかもしれません。

在宅チームで「退院」を想定したシミュレーションを

そこで、ケアマネジャーとしては、「先手」を打ちます。

すでに使っている（未利用ならば、なじみの）訪問看護事業所と打ち合わせをします。テーマは、家族の負担を最小限に抑えつつ、在宅療養の可能性を高める方策です。

いろいろなケースを経験している訪問看護事業所であれば、さまざまなアイデアを提案してくれるでしょう。また、医療機関側に地域包括ケア病棟などがあれば、その看護師長などと連携して（このあたりは看護師同士のつながりに期待します）、家族も交じえて在宅での療養管理のシミュレーションを数日間行なうなどの工程表を作ります。

これを「今後の生活展望」の別紙として提示するわけです。医療職としては、「ここまで想定しているのか」と理解すれば、ぐっとこちらに近づいてくるはずです。

まとめ

- **入院医療機関であれば、患者の退院可能性の評価に悩みがち**
- **ケアマネとしては、訪問看護との連携で在宅療養の工程表を**

利用者が「入院した」時のことを想定して、事前に手を打つ

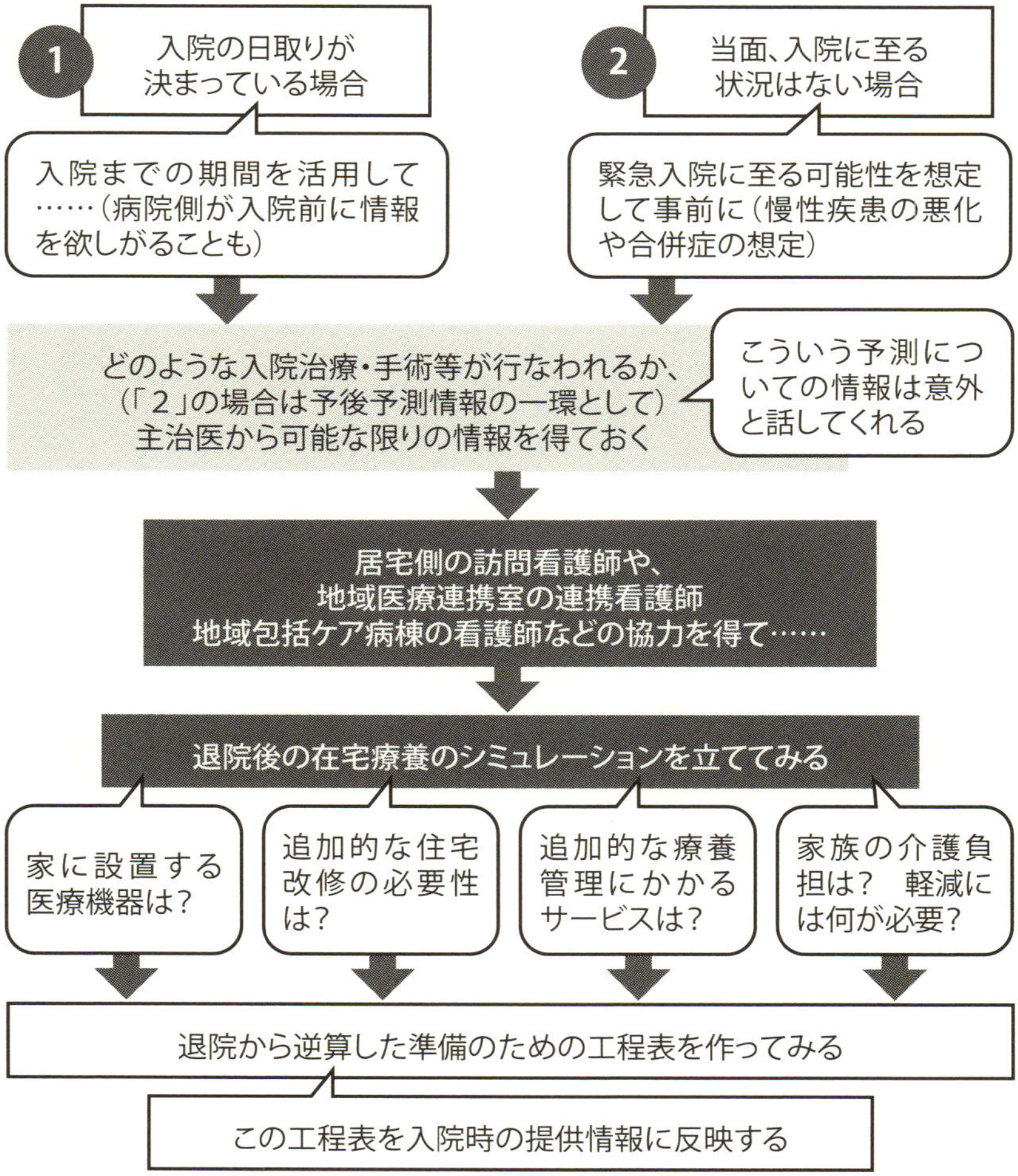
1
入院の日取りが決まっている場合
入院までの期間を活用して……(病院側が入院前に情報を欲しがることも)
2
当面、入院に至る状況はない場合
緊急入院に至る可能性を想定して事前に(慢性疾患の悪化や合併症の想定)
どのような入院治療・手術等が行なわれるか、(「2」の場合は予後予測情報の一環として)主治医から可能な限りの情報を得ておく
こういう予測についての情報は意外と話してくれる
居宅側の訪問看護師や、地域医療連携室の連携看護師地域包括ケア病棟の看護師などの協力を得て……
退院後の在宅療養のシミュレーションを立ててみる
家に設置する医療機器は?
追加的な住宅改修の必要性は?
追加的な療養管理にかかるサービスは?
家族の介護負担は? 軽減には何が必要?
退院から逆算した準備のための工程表を作ってみる
この工程表を入院時の提供情報に反映する

7 医療職との連携で試したい「潤滑油」

◎相手の悩みや戸惑いに一筋の明かりをともす工夫

医師でも「看取り」に慣れていない人は意外に多い

すでに述べたとおり、ひと口に「医療職」と言っても、いろいろな経験値があります。たとえば、訪問診療のキャリアが長い医師でも、実は「在宅での看取り経験がほとんどない」というケースもあります。考えてみれば、「重症化したら最期は病院へ」という流れがほとんどだった時代のキャリアであれば、そういうこともありうるでしょう。

しかし、今の時代は、「家での看取り」も増えてきて、患者本人も家族もそれを望んでいるというケースは増えています。そんな中では、医師側の緊張度は高まり、「いざという時はどうしたらいいか」についてあれこれ考えをめぐらせているはずです。

そんな時、担当ケアマネジャーや介護職としては、以前に看取りにかかわった経験を（個人情報に配慮しながら）ちょっと話してみてはどうでしょうか。

その際に、「その時、私たちはどう対応していいかわからなくなったことがありました。また看取りに立ち会うとして、同じようになるかもしれません。先生のお立場から、こう

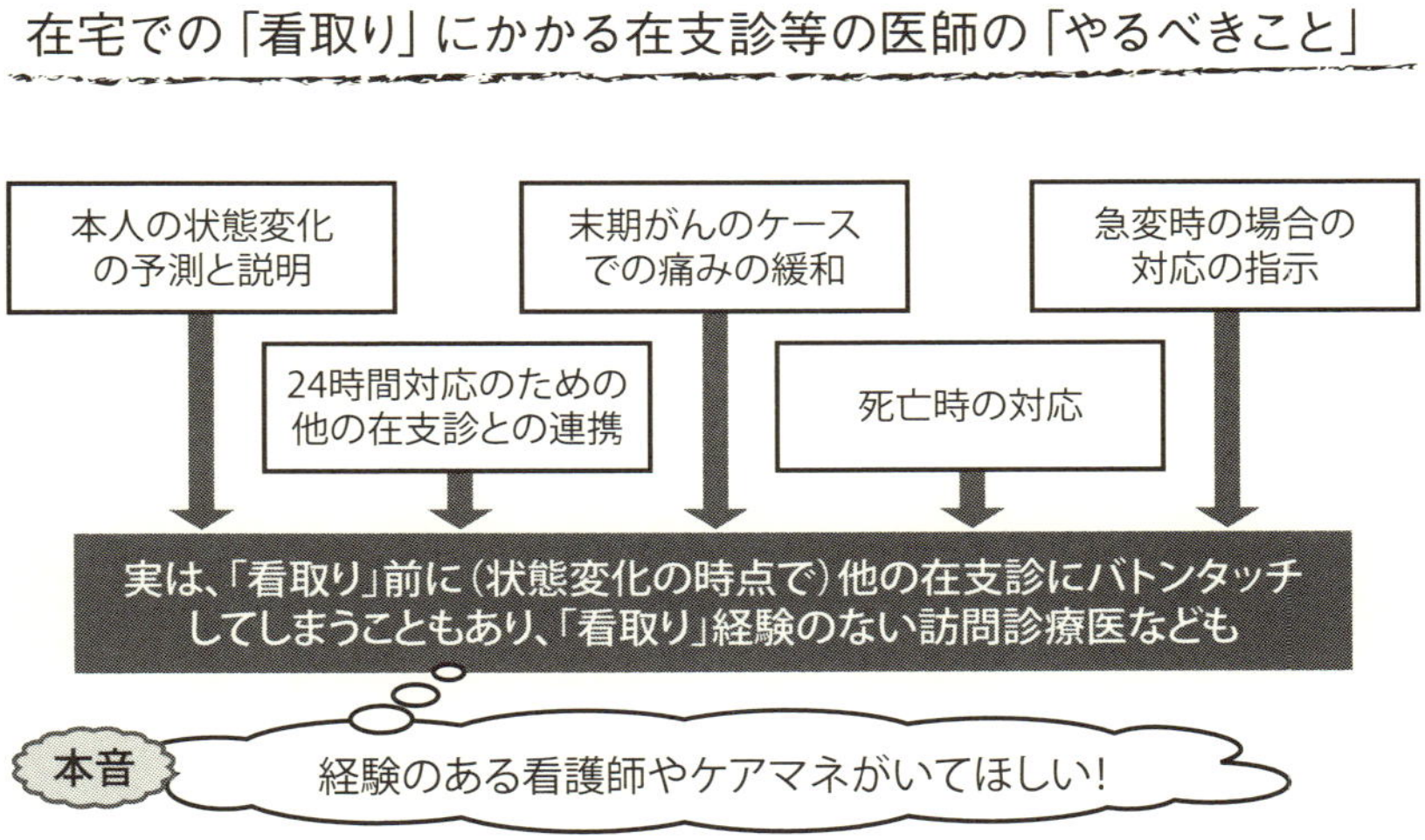
在宅での「看取り」にかかる在支診等の医師の「やるべきこと」
本人の状態変化の予測と説明
末期がんのケースでの痛みの緩和
急変時の場合の対応の指示
24時間対応のための他の在支診との連携
死亡時の対応
実は、「看取り」前に（状態変化の時点で）他の在支診にバトンタッチしてしまうこともあり、「看取り」経験のない訪問診療医なども
本音
経験のある看護師やケアマネがいてほしい！

いうケースでのアドバイスがあれば伺いたいのですが」と尋ねてみます。

医師のプライドを尊重しつつ「目線」を揃える

ここでポイントとなるのは、以下の３つです。①看取りを経験している専門職がチームにいること。②そういう人たちも緊張しているのは同じこと。③一方的な体験談ではなく、医師のプライドを尊重したアドバイスを求めていることです。

恐らく医師としては、「緊張しているのは皆同じなんだ」とちょっと肩の力が抜けるはずです。そのうえで、（看取り全般ではなく）ピンポイントの質問に応えることで、「看取りに際して、どのようなことが

起こるのか」という想定とともに、自分として「どんな準備が必要なのか」という思考を膨らませることができます。

相手の肩の力を抜けば、いろいろな提案も通りやすくなる

このやり取りを通じたら、「その看取りの際にチームを組んだ訪問看護事業所があるのですが、とても経験豊かな所です。よろしければご紹介しますが、先生に指示書などを書いていただくことはできますか？」と持ちかけます。

最初から「この訪問看護事業所を使いたい」と言っても、医師としては「知らない事業所」に対する不安感とともに、医師として主導権を握られてしまうことへの抵抗感が生じやすくなります。それに対し、先の「自分に近い目線」でのひと言があれば、「それならば、やりとりしてみようか」となりやすいでしょう。

医療職というのは、常に何らかのプレッシャーに立たされています。それをちょっと解きほぐす言葉がほしいもの。その他、図に示した言葉などを試してみたいものです。

まとめ

●医療職でも緊張するのは他職種と同じ。肩の力が抜ける言葉を
●アドバイスを求めるなら、相手が答えやすくなる流れを作る

「看取り」経験は、医療職との距離感を縮める機会に

まず、日頃から先輩や付き合いのある看護師から「看取り」の経験談をたくさん聞く

特に「医療面」（痛みの緩和や誤嚥防止など）での課題に着目

↓

主治医に具体的にアドバイスを求めたい課題をいくつかピックアップし、整理しておく

たとえば、予後予測でも「どうなるでしょう?」ではなく、「想定される急変の兆候」や「本人の楽な姿勢の確保」など、できる限り具体的に

↓

主治医に「予後予測」を中心としてアドバイスを求めつつ、こちらから「私も在宅の看取り経験が豊富な方ではないので、正直言うと緊張しています。なので、細かい質問をさせていただきますが、お気を悪くなさらないでください」などと告げてみる

医師によっては、「実は私も……」と正直に言う場合もある。それだけでも、両者の距離感は縮まっていく

↓

できれば、看取りの後は、そのチームで集まって「振り返り」の場を設ける（フランクに話せる場が望ましい）。そこで、お互いの「手がけたこと」を評価し合うことで、別ケースでのチームの結束が固くなる

2章コラム

制度も後押し「医療現場でのICT活用」

2018年度改定で誕生、オンライン診療料

2018年度の診療報酬改定では、医療現場でのICT活用を推進するしくみがいくつも設けられました。

もっともインパクトが強いのは、情報通信機器を用いた診察、つまりオンライン診療でしょう。

具体的には、初診や急性期での対面診療を原則としたうえで、病状が安定している患者など一定の要件の満たす場合にオンライン（リアルタイムでのビデオ通話が可能な情報通信機器）での診療に対する評価を設けたというものです。

介護現場も「オンライン」に参加する機会が

医療機関と患者とのやりとりだけではありません。医療機関と多職種との連携に際しても、オンラインでの実施範囲が拡大されています。

たとえば、ケアマネジャーも参加する退院時カンファレンス（診療報酬上では、退院時共同指導料2の注3に該当するもの）において、関係者のいずれかがICTを用いて参加することが可能となりました。

また、先のオンライン診療に関係する多職種連携としては、神奈川県などで「介護施設等に入所・入居する患者」への実証研究が行なわれています。

当然ながら、オンラインによる医療機関と患者間のコミュニケーションを支援する形で、介護施設側も参加することになります。

こうした診療報酬上の取り組みは、2020年度の改定で、さらに進んでいくことが予想されます（中医協でも主たる論点となっています）。

介護現場としても、次の診療報酬の改定で注目しておきたいポイントの一つです。

第3章

【応用編②】対看護・保健連携で相手の得意エリアをつかみとるポイント

1

対看護・保健連携で介護専門職を悩ませるケース

◎実例・なぜこの「看護・保健職」とうまくやれないのか?

前任の連携看護師が退職。後任で来た人は……

Mグループホーム(認知症対応型共同生活介護)では、近隣のN訪問看護ステーションと提携契約を結び、それにより医療連携体制加算Iを算定しています。

Nステーションからは、算定以来同じ看護師Yさんがホームを訪れていました。Yさんは訪問看護歴が10年以上のベテランで、他のグループホームとの連携の経験も豊富です。つまり、ホーム側の現場状況がよくわかっていて、認知症の利用者への対応はもちろん、ホーム側の職員からの相談などにも親身にのってくれていました。

ところが、そのYさんが家庭の事情でステーションを退職し、新たにOさんという訪問看護師が担当となりました。Oさんも看護師歴は長いのですが、キャリアの多くは一般病棟の勤務で、訪問看護の経験はそれほど長くありません。

さらに、グループホームなどとの連携は「初めて」という人でした。

グループホームの「医療連携体制加算Ⅰ」の要件

【体制要件】
①看護師を１名以上確保している（外部の医療機関や訪問看護ステーションとの連携によってもOK。ただし、准看護師では算定できない）
②看護師により24時間連絡できる体制を確保している
③重度者への対応にかかる指針を定め、入居の際に利用者・家族に指針内容を説明し、同意を得ている

↓

その看護師との協働で何を行なうのか？

①利用者に対する日常的な健康管理
②通常時・状態悪化時における主治医との連絡・調整
③看取りに関する指針の整備

なお、加算Ⅱ・Ⅲについては、事業所において常勤換算で１名以上の看護師を配置することが必要

利用者や職員との折り合いがよくない

Oさんのホーム訪問の初日はステーションの管理者と同行でしたが、すぐに単独でホームにやってくるようになりました。

ホーム側の管理者Hさんが気になったのは、利用者や職員との折り合いがあまりよくないことです。認知症の利用者に対して、ほんの一言二言声をかけただけで、いきなりバイタルチェック。しかも、それを流れ作業のように行なっていきます。

端から見ていても、ユニットの利用者の緊張感が高まり、表情も硬くなっていくのがわかります。Hさんは、その様子を見ながら「まずいな」と思いました。

前任のYさんは、利用者一人ひとりに笑顔で声をかけ、やさしいボディタッチなど

で丹念に相手の緊張を解き、それからバイタルチェックに入っていたものです。時には、利用者が「飲んでいきなさいよ」とお茶までいれてくれることもありました。

現場の相談に「のろう」という雰囲気も見られない

一方、Oさんのホーム側職員に対する接し方も、Yさんとはずいぶん異なります。バイタルチェック後、職員に対して「ちょっと◯◯さん（利用者）の記録を見せて」と一方的に指示を出し、提示された記録に目を通すだけ。職員へのアドバイスもほとんどないどころか、現場の相談にのるという様子も見られません。

前任のYさんは、（意識的だと管理者は思っていましたが）職員のケアを積極的に評価し、それゆえに職員側からあれこれと相談しやすい空気を作ってくれていました。

Oさんが帰った後は、何となく利用者も落ち着きがなくなり、職員もぐったりしている様子が見受けられます。Hさんは、「介護現場にかかわる看護職にもいろいろな人がいるのだな」と思いつつ、現場の空気が悪くならないか不安を抱いています。

まとめ

- **看護職にも、築いてきたキャリアによっていろいろな人がいる⁉**
- **介護職との双方向のコミュニケーションがとれていないケースも**

看護師によって、「連携の中身」はずいぶん違う

前任者 Y さんの場合

対利用者
- 一人ひとりと向かい合い、バイタルチェックなどの前に笑顔でじっくりコミュニケーションをとる
- やさしく手をさすったり、ボディタッチを交じえながら、相手の緊張をほぐし、きちんと話を聞く

利用者がY さんにお茶を入れてくれるなど、主体的に役割を果たす姿も

対介護職員
- 「お疲れ様。寒いけど体調崩していない？」など、まず職員のことを気づかう言葉がけを
- 介護職員の職務について、まずポジティブな評価から伝えつつ、リラックスできる空気を作る

職員側からY さんに対して、自発的に相談を持ちかけるシーンが多い

後任の O さんの場合

対利用者
- あいさつもそこそこに、いきなりバイタルチェックに入る。相手に対してやや命令口調になることも
- １人あたりに向き合う時間を省力化している感があり、端から見ると「流れ作業」のように映る

利用者の表情が硬くなり、Y さんが去った後に不穏になる人も

対介護職員
- まず介護記録の提出を求め、だまってそれをチェック。職員とのやりとりは、利用者状況の質問のみ
- 「これとこれに注意して」と指示出しをするだけで、職員が相談しようにも取りつきにくい

職員は常に緊張を強いられ、O さんが去った後はぐったり

2 対看護・保健連携の「困った」をどう解決？

◎管理者・現場の介護職はどうすればいいのか？

職務にのぞんで「何を重視するか」はいろいろ

グループホームの医療連携体制加算では、連携対象機関とは委託契約を結びます。そうなると、「どんな看護師が担当するのか」は相手方次第となりがちです。

そうした中、前項のケースでは、前任と後任の様子がずいぶん違うことがわかります。対医療連携では、訪問看護師などが介護職の「心強い味方」となるという話をしました。しかし、その看護師にも、築いてきたキャリアによっていろいろな人がいて、その人の職務マインド（職務に際して何を重視するか）が微妙に変わってくるものです。

たとえば、前項のOさんのように「当事者の状態把握を何よりも優先する（それによって、異変察知と早期の対応につなげられる）」という人もいれば、Yさんのように「コミュニケーションを重視して、当事者と連携相手のことを知る（そこから相手をエンパワメントすることにつなげていく）」という人もいます。

前項のYさんとOさんは、それぞれ何を目指しているか？

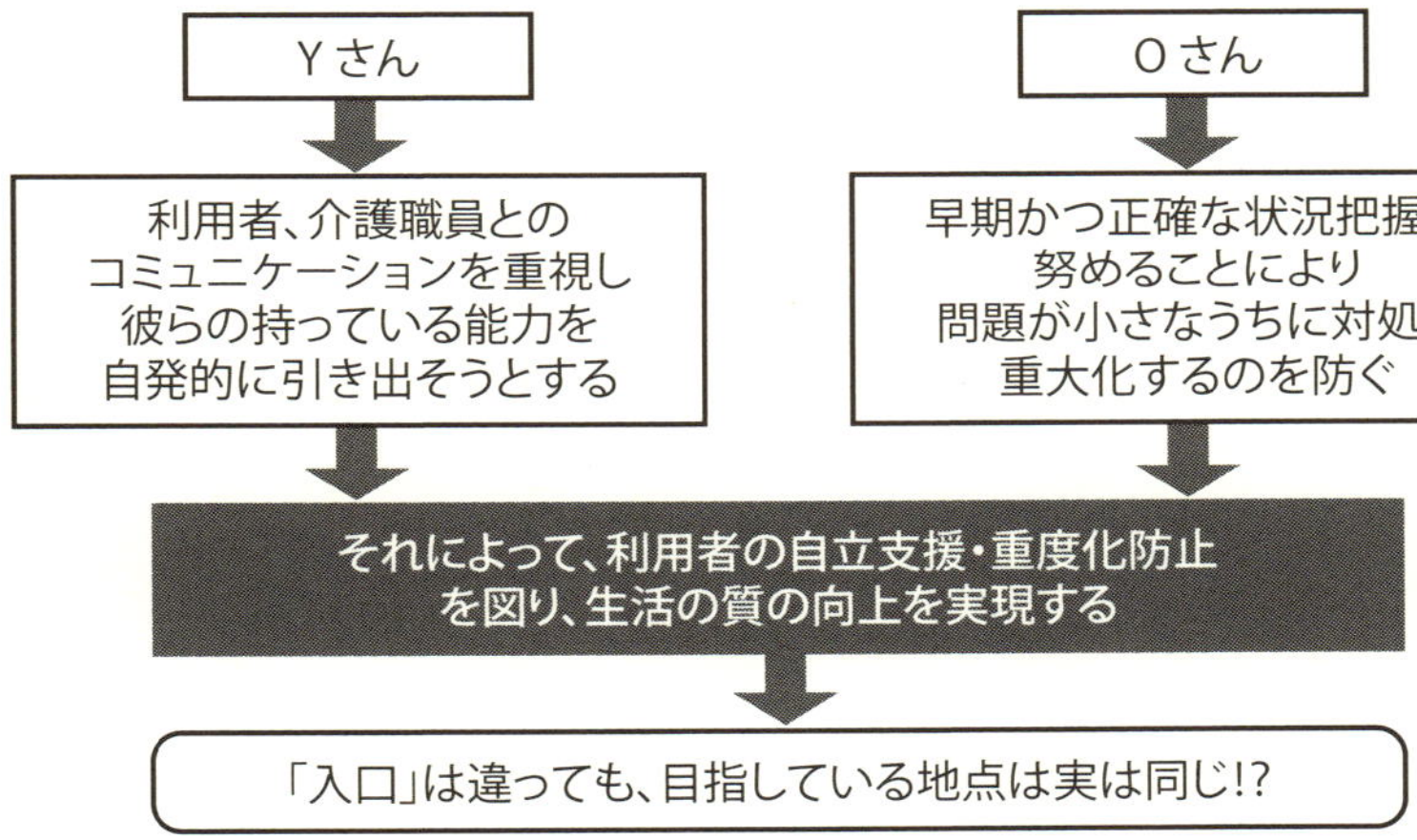
Yさん
Oさん
利用者、介護職員とのコミュニケーションを重視し彼らの持っている能力を自発的に引き出そうとする
早期かつ正確な状況把握に努めることにより問題が小さなうちに対処し重大化するのを防ぐ
それによって、利用者の自立支援・重度化防止を図り、生活の質の向上を実現する
「入口」は違っても、目指している地点は実は同じ!?

「目指すべき地点」は意外に同じであることが

これは、どちらがいい・悪いという話ではありません。

Oさんも「状態把握や早期対応」のためには、現場でのコミュニケーションも重要であることは理解しているかもしれません。ただ、赴任したばかりで現場事情がつかめない中、「利用者の状態把握」と「コミュニケーション」を天秤にかけた時、「今は前者のほうが優先」と判断した可能性もあります。

この点を考えた時、連携する側としては「かかわりにくい」という苦手意識が生じても、とりあえず「その溝を広げない」という意識を持つことが大切です。

キャリアによって「入口」部分は変わっ

たとしても、それから付き合ってみると、目指すべき地点（利用者の自立支援や生活の質の向上など）は「同じ」というケースも多かったりします。

となれば、管理者（Hさん）が事前打ち合わせなどで言葉を交わしつつ、こちら側に「近づける」ようにするための橋渡しをすることも必要でしょう。

できるだけ早く「近づきあえる」環境づくりを

とはいえ、最初から前任者のような対応を望むことは難しいでしょう。

そこで、先の事前打ち合わせの場で、管理者が看護師と直接やりとりする立場の職員を2～3人連れて「入居者についての事前情報」の提供を行ないます。

その際、利用者の生活の様子を撮影した画像をタブレットなどで披露します。「対象者一人ひとりのキャラクター」を視覚的に共有することで、その人の「疾患や身体状況」とともに「一人の人間」としての姿に関心を持ってもらうことができます。

人に関心・興味を持つという機会は、無意識のうちに溝を埋める力となります。

まとめ

- **キャリアによって看護師の業務スタンスは変わってくることも**
- **「目指す地点」は意外に同じ。「入口」での興味・関心が大切**

後任者Oさんとの「溝」を広げないようにするには？

Yさんから0さんへと担当が変わった時点で
「引継ぎ」を含めた事前打ち合わせを

こちら側から、管理者とともに、連携窓口となることの多い職員が２～３人参加して「顔つなぎ」

0さんが「普段着感覚」で参加できるよう、相手方の事業所で。連携相手の事業所の様子を職員が知る機会にも

↓

ホームの利用者一人ひとりの情報を提供。
それぞれの持病と服薬状況、診療の経過などを重点的に

利用者の性格・個性や日頃の生活状況なども伝えたいが、現場を見ていない0さんにはピンとこないことも……

その代わり、利用者の生活状況の動画をタブレットなどで見てもらい、「視覚」から現場状況の共有を図る

↓

その後、できればYさんが退職する前に、
一度0さんと同行でホームに足を運んでもらうとベター

**Yさんが、現場でどのように利用者・職員と接していたのかを
実地で把握してもらうことで、
Yさんの試行錯誤の手間を少しでも減らすことが大切**

3 対看護・保健連携をめぐる環境を見極める

◎介護職や利用者家族への「指導」に関する悩みは意外に深い

「指導しなければ」というプレッシャーが強い

看護職や保健師の多くは、「どうすれば利用者の在宅生活を実現できるか」という問題意識を（介護側が思う以上に）強く抱いています。ただし、その問題意識へのアプローチは、前項でも述べたように、その人のキャリアや経験によって少しずつ異なります。

たとえば、（特に病棟内組織での経験が長い人などは）介護職を利用者の家族と同列に位置づけ、「自分たちが彼らの指導的立場に立たなくては」と考えることもあります。

もちろん、「よき指導者」というのは、相手と対等の目線に立って、まず謙虚に相手の話を聞いたうえで、「伴走しながら相手を導く」という姿勢をとるものです。

ところが、退院の加速や難病の人も「在宅で」といった環境変化の中で、経験豊富な看護師も保健師も、十分な余裕を持っているわけではありません。プレッシャーの中で、「何か指導をしなければ」という意識が強くなり、「伴走者」よりも「牽引者」という感覚を強めてしまうことがあります。

今、看護・保健職はどのような立場に置かれているか？

看護・保健職に求められる「やらなければならないこと」
「患者・利用者の『在宅生活』をいかに継続・実現するか」
↓
●そのために、「在宅」での万全の療養環境を整える（看護職）
●そのために、「在宅」での健康管理を進める（保健職）

急性期から間もない症状の不安定な人、
高齢化によって健康管理の課題が多い人
そうした人が増えているという難題が加わる

↓

本人や他職種の「自発性」を待っている余裕がなくなる

↓

**本人・他職種と「共に歩む」という「伴走型」ではなく
本人・他職種を「引っ張っていく」という「牽引型」になりやすい**

介護側が看護・保健職の「伴走者」となる意識を

そうした看護・保健職と向き合った時は、たとえカチンとくる場面があったとしても、「こちらが大人にならなくては」と自分に言い聞かせることが第一歩です。

彼らも決して悪気があるわけではなく、「指導的立場に立たなくては」というプレッシャーに追われているだけ——そう考えれば、感情的にならずに済みます。

そのうえで、自分たちのほうが「聞き役」となり「伴走者」となる意識を持つことが大切です。その際に実践してみたいポイントが2つあります。

「助かります」の一言が相手を変えることも

1つは、相手の「指導」を復唱しながら、感謝の言葉をちょっと添えることです。たとえば、「このケアではここに注意して」と言われたら、「このケアでは、ここに注意するのですね。わかりました。助かります」という具合です。

これは、復唱によって自分の意識づけになるとともに、相手も「自分が言ったこと」を振り返る機会にもなります。そこに「助かります」のひと言が加わると、相手は「もっと違う言い方があったかな、失礼だったかな」と謙虚さを取り戻す効果もあります。

もう1つは、家族の（看護・保健職への）プラスの評価、そして認知症の人のポジティブな反応を時々伝えることです。実は、この職種が「これで良かったのだろうか」ともっとも気にするポイントが、この家族と認知症の人の反応です。

家族指導、認知症対応は、人によってノウハウがまだ浅く、試行錯誤が生じやすい部分です。その点での客観的なプラス評価を伝達してくれる存在には、不安な自分の心の拠り所、つまり「信頼できるパートナー」という意識を向けてくれやすくなります。

まとめ

- **「指導者たるべき」というプレッシャーに追われる人もいる**
- **家族指導・認知症対応にかかるプラス評価を伝えてみよう**

大切なのは、看護・保健職への理解と「振り返り」の誘い

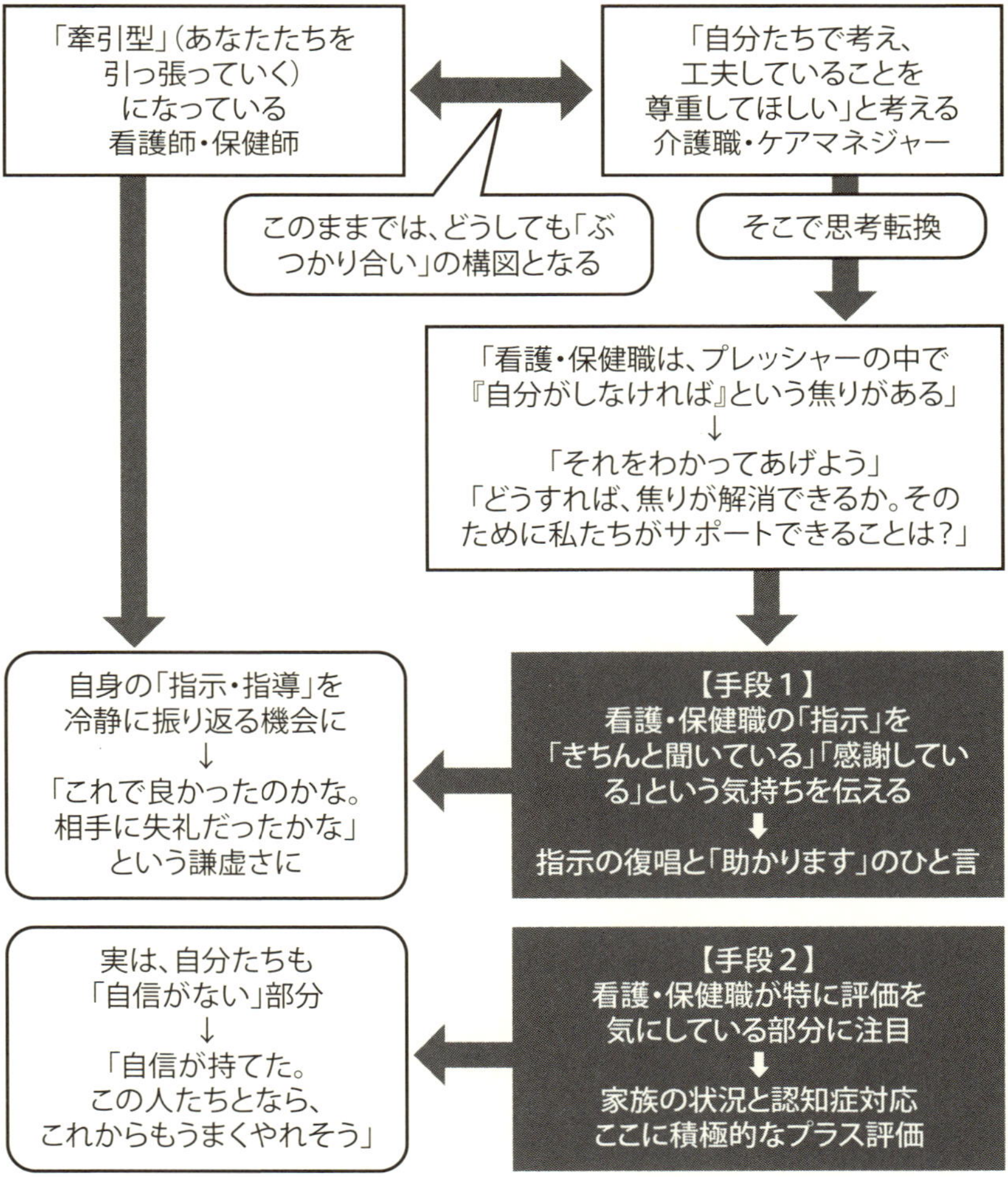
「牽引型」(あなたたちを引っ張っていく)になっている看護師・保健師
「自分たちで考え、工夫していることを尊重してほしい」と考える介護職・ケアマネジャー
このままでは、どうしても「ぶつかり合い」の構図となる
そこで思考転換
「看護・保健職は、プレッシャーの中で『自分がしなければ』という焦りがある」
↓
「それをわかってあげよう」
「どうすれば、焦りが解消できるか。そのために私たちがサポートできることは？」
【手段1】
看護・保健職の「指示」を「きちんと聞いている」「感謝している」という気持ちを伝える
指示の復唱と「助かります」のひと言
自身の「指示・指導」を冷静に振り返る機会に
↓
「これで良かったのかな。相手に失礼だったかな」という謙虚さに
【手段2】
看護・保健職が特に評価を気にしている部分に注目
家族の状況と認知症対応ここに積極的なプラス評価
実は、自分たちも「自信がない」部分
↓
「自信が持てた。この人たちとなら、これからもうまくやれそう」

4 看護・保健職が直面している課題とは？

◎「伴走者」として、もう一歩踏み込んだ連携を模索

医療機関と訪問、相互の看護師の密接連携が進む

看護・保健職が直面している課題について、もう少し踏み込んでみましょう。

医療職と同じく、いわゆる地域包括ケアシステムの構築という大きな「流れ」の中にいることは間違いありません。つまり、病床再編などにともない、急性期から間もないタイミングでの退院を推し進めること。そして、そうした患者の重い療養ニーズから看取りニーズまで、「在宅（生活の場）」を受け皿の中心とする「流れ」です。

こうした「流れ」の中、近年の診療報酬改定では、入院機能等を有する医療機関側の看護師と訪問看護師の「密接」な連携を評価する項目が目立っています。

「伴走者」の介護側の立ち位置はどうなる？

たとえば、2016年度改定で設けられた「退院後訪問指導料（病棟側からの訪問による患者への療養指導を評価したもの）」では、在宅側の訪問看護との「同行加算」のプラ

看護師同士の「連携」がますます密接になっている

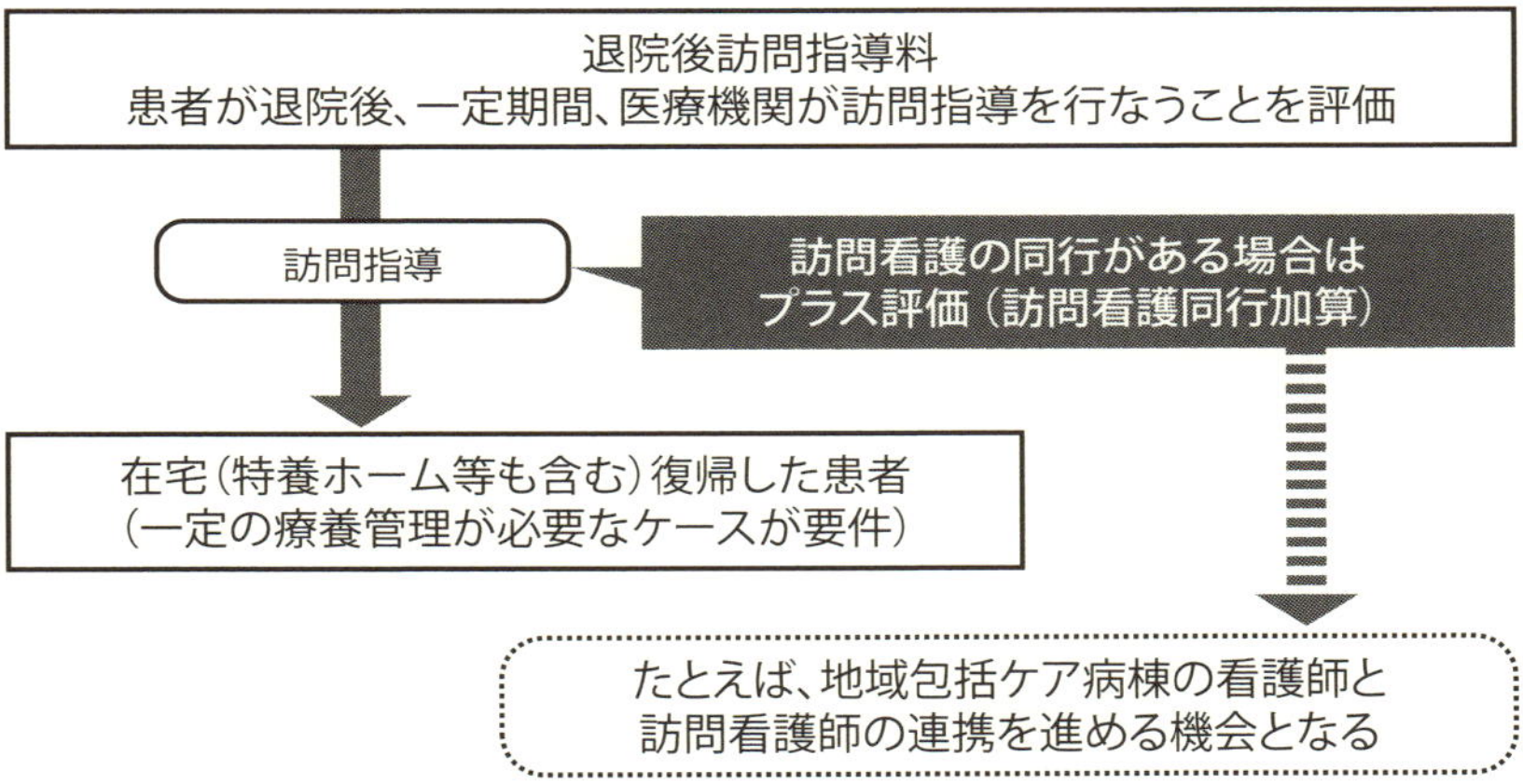
退院後訪問指導料
患者が退院後、一定期間、医療機関が訪問指導を行なうことを評価
訪問指導
訪問看護の同行がある場合は
プラス評価（訪問看護同行加算）
在宅（特養ホーム等も含む）復帰した患者
（一定の療養管理が必要なケースが要件）
たとえば、地域包括ケア病棟の看護師と
訪問看護師の連携を進める機会となる

ス算定が可能となっています。

また、2018年度改定では、訪問看護ステーションに対し、「地域の医療機関の看護職」が一定期間勤務するなどの実績を評価するしくみも誕生しています。

ここで課題となるのが、やはり在宅側を担う介護職やケアマネジャーの立ち位置です。つまり、病棟側の看護師と訪問看護師の連携が「密接」になった時、そこに介護側が「伴走者」として入り込むにはどうすればよいかが問われることになるわけです。

利用者を担当するケアマネジャーや訪問介護のサ責などとしては、付き合いのある訪問看護ステーションに対して、「病棟側の看護師等の在宅連携」があることを頭に入れたうえで「そうした機会への参画」を事前にお願いしておきたいものです。

保健事業と介護予防の一体化による保健師の立場

一方、保健師についてですが、こちらも高齢者の地域生活へのかかわり方が大きく変わってくる可能性があります。そのきっかけの一つとなるのが、2020年4月に施行される予定の「健康保健事業と介護予防事業の一体化」です。

これは、75歳以上の高齢者を対象として行なっている保健事業（保健師等による高齢者への健康指導など）と、介護保険の地域支援事業にかかる介護予防を一緒に行なうというしくみです。つまり、地域支援事業で行なっている一般介護予防に、保健事業を担う保健師などが派遣され、両者の連携が強まることになります。

「包括以外の保健師とはあまり連携機会がない」というケアマネジャーなどにとって、これからは「利用者の健康情報など」を今まで以上に意識して進めることも必要になるでしょう。保健師という職種との付き合い方なども見直しておきたいものです。

まとめ

- **多様な現場における看護師同士の連携にどう入り込めるかがカギ**
- **地域の高齢者にかかる保健師のかかわり方にも注意が必要に**

介護職・ケアマネと「看護師同士の連携」の間の「壁」

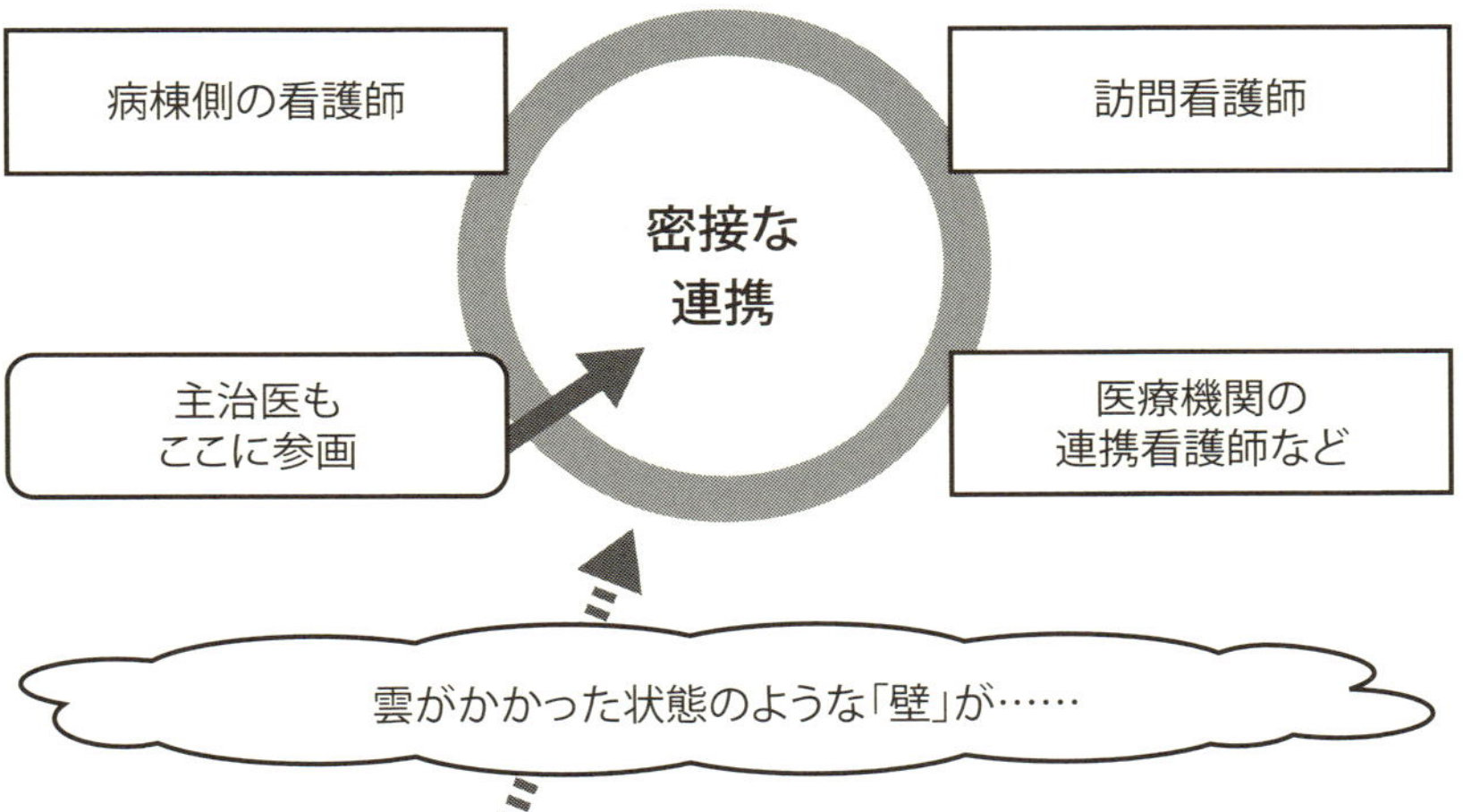
病棟側の看護師
訪問看護師
密接な
連携
主治医も
ここに参画
医療機関の
連携看護師など
雲がかかった状態のような「壁」が……
この「雲」をどうやって晴らし、
連携に加わっていくかが課題
介護職や
ケアマネジャー
上のほうで何かやっているみたいだけど、
自分たちに情報がなかなか下りてこない
地元の医師会や看護協会が
「連携事業」とかやっているみ
たいだけど忙しくて参加でき
ないよ（関心も薄い）
地域独自の連携シートとかも
あるみたいだけど、面倒だか
ら使ってないなー

5 看護・保健の課題を見すえた連携ビジョン

◎頭上を素通りさせないための介護側のかかわり方のポイント

介護職が連携に加わることのメリットを意識させる

医療と看護、そして多様な職責にかかる看護師同士の連携──介護側にとっては、ともすると「(情報連携などが) 自分たちの頭上を素通り」しかねません。

そうした中、前項で述べたように「自分たちも連携に参画させてほしい」というアピールを続けることは必要ですが、ただ「割り込もう」とするだけでは足りません。

看護職は、必要に迫られて連携しているわけですから、介護側がそこに加わることについても「それは不可欠」という動機づけが必要です。つまり、「介護職が加わることで、自分たちの職責にどのようなメリットがあるのか」を明らかにする必要があります。

逆に言えば、医療と看護、看護師同士の連携だけでは「解決できない課題」があり、その部分で介護側の協力であるという認識を持たせればいいわけです。

それは何かと言えば、84ページで述べた「家族支援」と「認知症支援」です。

介護側が「医療・看護提供の場」に参画するには？

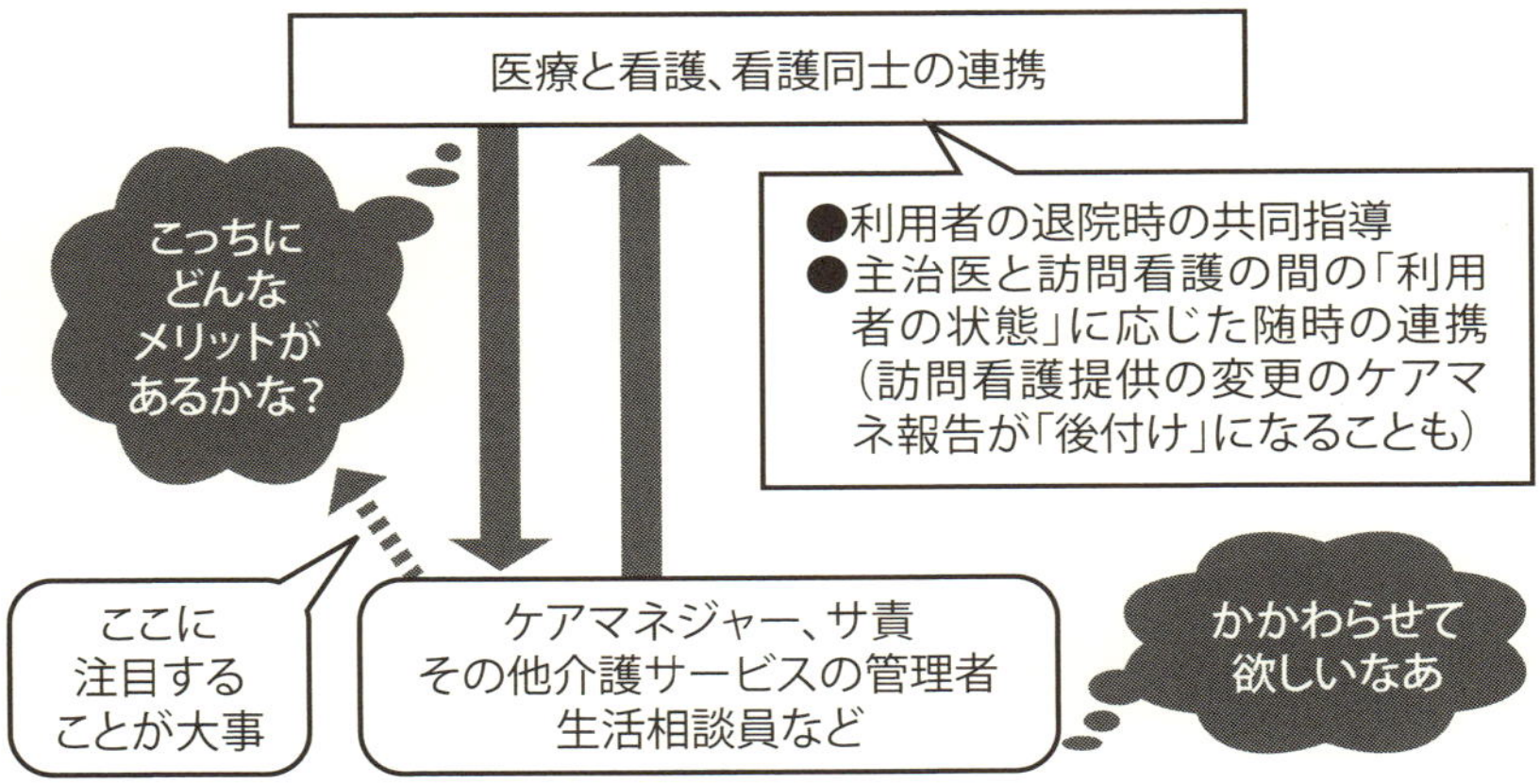
医療と看護、看護同士の連携
こっちにどんなメリットがあるかな？
●利用者の退院時の共同指導
●主治医と訪問看護の間の「利用者の状態」に応じた随時の連携（訪問看護提供の変更のケアマネ報告が「後付け」になることも）
ここに注目することが大事
ケアマネジャー、サ責
その他介護サービスの管理者
生活相談員など
かかわらせて欲しいなあ

世帯事情が複雑化する中での介護側の出番

両課題については、「看護・保健職によってノウハウがまだ浅い」と述べました。なぜなら、本来の看護・保健職の技能をいくら高めても、それだけでは追いつかない状況があるからです。

たとえば、社会状況が複雑化する中で、世帯内の課題も多様化しています。世帯全体が貧困状態にあったり、家族が「引きこもり」などというケース、高齢者夫婦のみの世帯で同居家族にも医療・介護が必要というケースなども増えています。

その一方で、急性期から間もない人を「在宅」で支えるとなれば、家族の介護力とのバランスをどのようにとっていくかについて、今まで以上の配慮が必要になります。

そうした中では、当事者と家族の両方の「伴走者」となっているケアマネジャー等の協力が絶対に必要です。看護師が中心となる療養支援でも、そこに家族のレスパイト支援をどのように組み込んでいくかも大きなカギとなります。

認知症ケアを入口とした対看護連携にスポットを

もう一つの認知症支援ですが、これも時代背景が大きく影響しています。端的なのは、人口全体が高齢化する中で、療養支援の対象者が「認知症」という確率が高まっていることです。加えて、入退院のサイクルなどが慌ただしくなってくることにより、身体的な自立度は高くても（たとえば、筋力低下などが抑えられていても）認知症の心理・行動症状が悪化した状態というケースも増えています。

当然、療養支援と「認知症対応」をセットで考えなければなりません。病棟側に認知症ケア加算なども付くようになりましたが、在宅側では、介護職による認知症ケアを看護職の療養支援にどう組み込んでいくかが問われているわけです。

まとめ

- **看護師同士の連携でも「介護が必要」となるポイントを探る**
- **在宅療養と家族支援・認知症支援のセット化で介護の役割が拡大**

看護・保健職が「欲しがっている」情報は何か？

看護・保健職のミッション

- （急性期から間もない状態も不安定な人の）在宅での「療養」をいかに安定的に進めるか
- （生活環境にさまざまな課題がある中で）在宅での「健康維持・予防」をどのように進めるか

↓

壁となるもの①　家族状況

- 同居家族も高齢化し体調も芳しくないため、家族が本人の療養の一部を担うのは困難
- 家族が失職中で世帯全体が経済的に困窮。家族自身も、精神的に療養ケアに参加する余裕がない、など

壁となるもの②　本人の認知症

- 中核症状の進行により、服薬管理や通院等が難しくなっている
- 退院後のBPSDが安定せず、訪問看護等の提供時に不穏になり、落ち着いて療養管理を行なうことが難しい、など

↑

こうした課題に対し、ケアマネジャーやサ責、管理者、相談員等が提供できる情報

（家族状況に対して）
- 家族側の既往歴、主治医など「家族の療養」にかかる情報
- 家族の（本人支援にかかる）意向、本人との関係性の歴史など
- 家族の就業状況、あるいは社会参加の状況とそこにある課題
- 家族のレスパイトを目的としたサービス提供の計画・ビジョン

（本人の認知症に対して）
- 本人の生活サイクルの状況、たとえば昼夜逆転などの傾向の有無
- BPSDに影響を与えがちな疾患や服薬、口腔についての付帯情報
- 本人の生活歴の中から、長期記憶に影響を与えている因子
- 介護サービス提供時の認知症ケアにかかる情報

6 看護・保健側が「ありがたい」と思う連携を探る

◎まずは、同じ職場内の看護・保健職とのやりとりをステップに

認知症ケアパスにかかる多職種共同研修にも参加を

前項で述べた家族支援と認知症対応、ここにスポットを当てながらの連携体制を組み立てるうえで、どこから手をつけていけばいいのでしょうか。

まずは、連携しやすい相手を対象に、先の家族支援・認知症対応という部分での情報共有で「どんなことを（介護側に）求めているか」をリサーチしましょう。

連携しやすい相手とは、同じ介護現場内の同僚である看護職、あるいは、日常的にやり取りしている包括の保健師・看護師、そして連携の経験がある訪問看護師などです。

また、地域によっては、認知症ケアパスにかかる多職種共同研修なども行なわれているので、そうした機会に積極的に参加することも有効でしょう。

本人と家族が「同じ病院に」。これも貴重な情報

同じ現場の同僚であるなら、「外部の看護師と連携する際の情報提供ツールの見直し」

看護・保健職が「何を求めているか」を知るには？

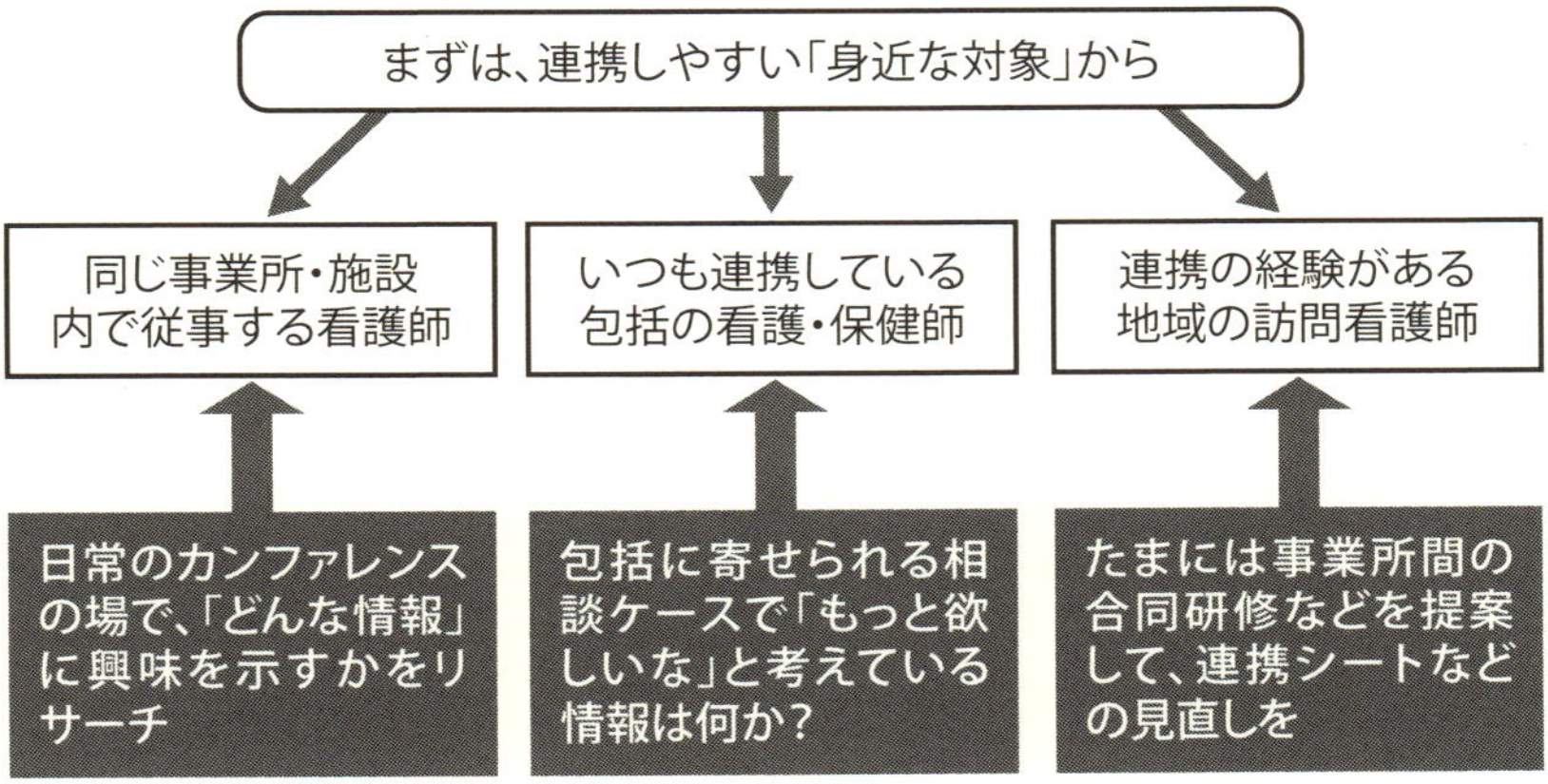
まずは、連携しやすい「身近な対象」から
同じ事業所・施設内で従事する看護師
いつも連携している包括の看護・保健師
連携の経験がある地域の訪問看護師
日常のカンファレンスの場で、「どんな情報」に興味を示すかをリサーチ
包括に寄せられる相談ケースで「もっと欲しいな」と考えている情報は何か？
たまには事業所間の合同研修などを提案して、連携シートなどの見直しを

などを持ちかけます。そのうえで、家族の状況や支援の方向性、認知症の人にかかる情報内容を伝える場合のポイントについてレクチャーを受けます。

たとえば、家族状況ですが、介護側から情報提供を行なうとなれば、「家族の年齢や疾病・障がいの有無、仕事の状況」などはすぐに思い浮かぶでしょう。

ここに加えるとするなら、「家族の疾病の有無」だけでなく「かかりつけている医療機関や診療科」にかかる情報があげられます。どういうことかというと、本人と家族が同じ医療機関にかかっていれば、「家族による在宅療養への参加がどこまで可能なのか」という点について、主治医等を通じて情報を一元化しやすくなるからです。

認知症にかかる情報では疾患と服薬の状況をプラス

認知症にかかる情報では、介護側としては認知症の原因疾患などをしっかり伝えることが大切と考えます。しかし、ここでももう少していねいに加えたい情報があります。

看護師が割と重視するのが、本人の疾患や服薬の状況です。

たとえば、疾患の管理や服薬管理がしっかりと行なわれていなければ、それだけで心理・行動症状が悪化する可能性があります。つまり、療養に際して、本人が不穏になったり著しい意欲低下などが生じないかどうかを予測する際に「役に立つ」わけです。

また、普段から付き合いのある訪問看護師などがいる場合、その訪問看護師の病棟看護師とのネットワークを利用して、「病棟内の認知症ケア」がどのように行なわれているかという情報（あるいはケア計画の様式など）も得ておくといいでしょう。

その情報があれば、認知症患者の入院時に「病棟側の看護師がどのような情報を求めているか」も把握しやすくなります。

まとめ

- **同僚看護師を「窓口」として、看護師が求める情報をリサーチ**
- **介護側が普段提供している情報にちょっとした「プラスα」を**

PDCAサイクルを機能させて
相手が「欲しがっている情報」に迫る

連携しやすい「身近な対象」への
情報提供でリサーチすること

↓

相手側の「反応」を確認しつつ
提供情報にランクをつける(例)

●Aランク
…特に関心を示す。もっと詳しく知りたいという要望も
●Bランク
…その情報について、「うなづく」などアクションが大きい
●Cランク
…特に関心を示さない。すぐに別の情報に話題を移す

↓

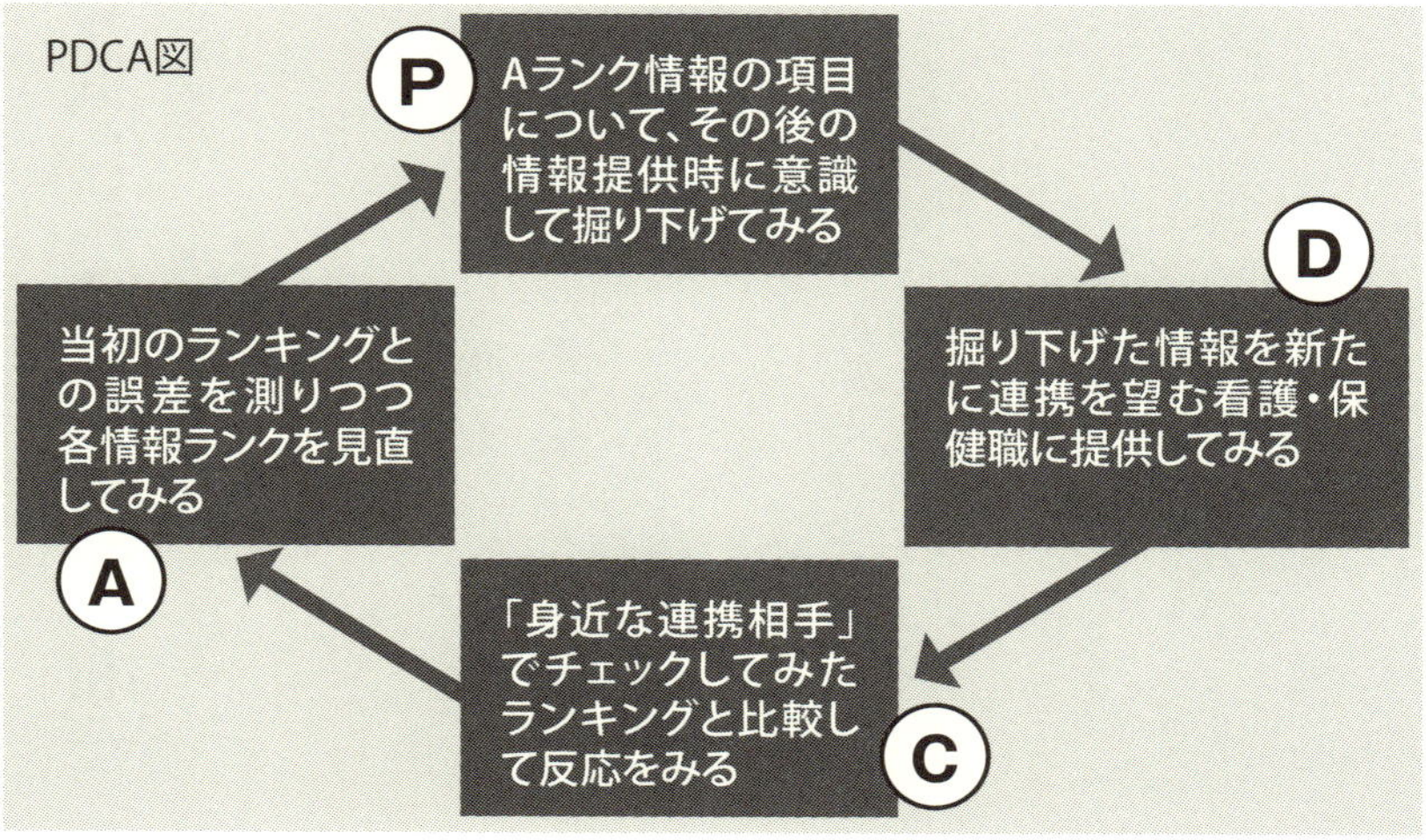
PDCA図
P
Aランク情報の項目について、その後の情報提供時に意識して掘り下げてみる
D
掘り下げた情報を新たに連携を望む看護・保健職に提供してみる
C
「身近な連携相手」でチェックしてみたランキングと比較して反応をみる
A
当初のランキングとの誤差を測りつつ各情報ランクを見直してみる

7 看護・保健職との連携で試したい「潤滑油」

◎日々の情報の伝え方一つで、看護・保健側の連携意欲が変わる

情報を受ける看護師の「頭の中」をのぞいてみると……

看護・保健職とやりとりをするうえで、介護側は「とにかく医療知識を身に付けて、話についていけるようにしよう」と考えます。確かに、最低限の医療知識は身に付けたいものですが、それが「生兵法《なまびょうほう》」になるとかえって情報共有が混乱しかねません。

それより重視したいのは、看護・保健職に対して情報提供を行なう場合の「情報の組み立て方」です。具体的には、「客観的な事象＋背景となる情報」の組み合わせです。

たとえば、食事介助において、利用者の食が進まないという状況があったとします。介護職としては、「本人の具合が悪いのではないか」と考えて看護師に連絡しました。その際に「○○さんの食欲があまりないので心配なのですが」と伝えたとします。

連絡を受けた看護師の頭の中には、恐らく以下のような思いが生じているはずです。「『あまり』とはどれくらい？」、「本人はどのように訴えているの？」、「食事の前に何か変わったことはなかったの？」、「食が進まないという以外に、本人の様子（顔色、せき込

看護職は（心の中で）どう「突っ込んで」いる？

介護職：○○さんに元気がなく、食事もあまり進んでいません。心配です

看護職：
- 「あまり」ってどれくらい？
- 本人はどう訴えているの？　家族は？
- 昨日も同じ状態だったの？
- 顔色や息づかいなど外見でわかる状況は？
- 食事の前に変わったことは？
- 以前も「同じような」ことがあったのかな？

みなど）は？」……などです。

看護・保健職は、どのような状況を嫌がる？

もちろん、連絡を受けた看護師が実地で利用者の様子を診たり、現場の介護職員にヒアリングをすれば、先のような情報は補完されるでしょう。しかし、看護師としては、現場に足を運ぶ前に、少しでも多くの（客観的な）情報が欲しいと考えます。

なぜなら、①伝達された初期情報で仮説を立てる、②実地で確認して①の仮説を検証するという流れが欲しいからです。つまり、①ができていれば、「最悪の場合（たとえば脳梗塞の発症など）において、どのように対処すればいいか」という心づもりができます。

それができないと、実地で①→②を完成させなければならず、いざという時の早期対処のスピードが変わってきます。看護師は、これをとても嫌がるものです。

看護師も人間ですから、先の初期情報を受けた時点でイライラすることもあるでしょう。そうなれば、その後の介護側との協働もうまくいかなくなる可能性があります。

相手の「知りたいこと」に常に配慮するクセを

以上の点を考えた時、看護師に情報を伝える側としては、少なくとも「具体的にどの程度食事をとったのか（主食・主菜・副菜・汁物の何％くらいか）」、「その際の本人の訴えやその他の状態で気になることはあったかどうか」を意識すべきだったでしょう。

ここでは、前者が「客観的な事象」であり、後者が「背景となる情報」となります。

このようなケースに限らず、看護師と日常的にやりとりする場合でも、この2点を意識したいものです。このクセをつけるだけで看護師側は「イライラする」こともなく、介護職側のさまざまな質問にも気持ちよく応えられる心理を保つことができます。

まとめ

- **看護・保健職との付き合いの基本は「普段からの情報」提供法**
- **看護師とのやりとりは「客観的な事象＋背景となる情報」を基本に**

看護師のストレスを増大させない「情報の伝え方」

情報を受け取った看護師の思考

伝えられた情報で「仮説」を立てる → 1つの仮説に縛られないよう意識する → 実地で対象者を診て「仮説」を検証する

- 伝えられた情報で「仮説」を立てる
  - 「仮説」に主観や先入観が入り込まないようにするには、できる限り「客観的」な情報が必要
- 1つの仮説に縛られないよう意識する
  - 柔軟に可能性を想定するには、できるだけ範囲を広げた「周辺情報」もほしい
- 実地で対象者を診て「仮説」を検証する
  - ある程度「仮説」が立っていれば、どの部分を検証するかというポイントが絞れ、早期対応が可能

そこで、介護職が意識したいことは?

- 「あまり」とか「すごく」などの主観表現を、客観的な表現に置き換えることを意識
  - 利用者の状態を、客観的な数値や具体的な訴え・症状で描写するという訓練を
- その瞬間の目の前に事象だけにとらわれず、時間や空間の認識を広げて情報に厚みを
  - 数時間前までどうだったか、その時に何があったのかという背景を掘り下げる訓練を
- 自分でも「仮説」を立ててみて、看護師の思考を後追いし、早期対処への心の準備を
  - 「最悪の場合」を想定した時に、自分はどう動くべきなのかというシミュレーションを

3章コラム

人生会議（ACP）にかかる多職種連携

本人が臨む、人生の最終段階での医療・ケア

最近、「人生会議」という言葉がよく聞かれるようになりました。

この「人生会議」はいわば愛称で、正確にはACP（アドバンス・ケア・プランニング）と言います。

言い換えれば、「本人が望む、人生の最終段階での医療・ケアについて、前もって話し合う」というものです。

たとえば、自分が重体や危篤になり、医療やケアにかかる意思決定がおぼつかなくなったとします。そうした状況でも、前もって信頼できる人（家族など）や医療・ケアにかかわる人々と話し合って合意を形成しておけば、最期まで自分の意思が尊重されることになります。

繰り返しの話し合いも頭に入れた連携を

なお、患者の看取り期において、医療側には「人生の最終段階における医療の決定プロセスに関するガイドライン」が定められています。

先の人生会議に参加する専門職としては、患者本人の意思を尊重するうえで、このガイドラインをもとにして本人と話し合う（人生会議を行なう）ことが診療報酬上でも定められています。

介護サービスに携わる側としても、このガイドラインに目を通し、そのうえで本人の意向に沿って人生会議に参加することが望まれます。その際に、本人の心からの意思決定を支えるという視点で、多職種連携のあり方をブラッシュアップしておくことも必要でしょう。

特にポイントとなるのは、本人の意思が状況に応じて変わってくるという点。そのための繰り返しの会議開催や連携を頭に入れておきます（中医協でも主たる論点となっています）。介護現場としても、診療報酬上で注目しておきたいポイントの一つです。

第4章

【応用編③】

対リハビリ職との連携では自立支援・重度化防止がカギとなる

1 対リハビリ連携で介護専門職を悩ませるケース

◎実例・なぜこの「リハビリ職」とうまくやれないのか？

通所介護でも、生活機能向上連携加算の算定が

外部のリハビリ職との連携を要件とした生活機能向上連携加算が、２０１８年度から通所介護などでも算定できることになりました。

Ｋ事業所でも、最寄りの医療法人が運営する通所リハビリ事業所から理学療法士（以下、ＰＴ）と作業療法士（以下、ＯＴ）が事業所を訪れて、利用者の個別機能訓練の計画を作成しています。計画進ちょくの評価は、３か月に1回となっています。

この日、その評価のために、先のＰＴ・ＯＴが事業所を訪れました。対応するのは、機能訓練指導員である看護職員と現場の介護リーダー、そして生活相談員です。

「とにかく試してみよう」というＰＴ側の意気込み

「記録を見ると、○○さんの訓練参加の意欲が乏しいようですね。訓練内容に対して、ご本人の意向と何かズレがあるんでしょうか」とＰＴが質問しました。

2018年度の改定で拡大された生活機能向上連携加算

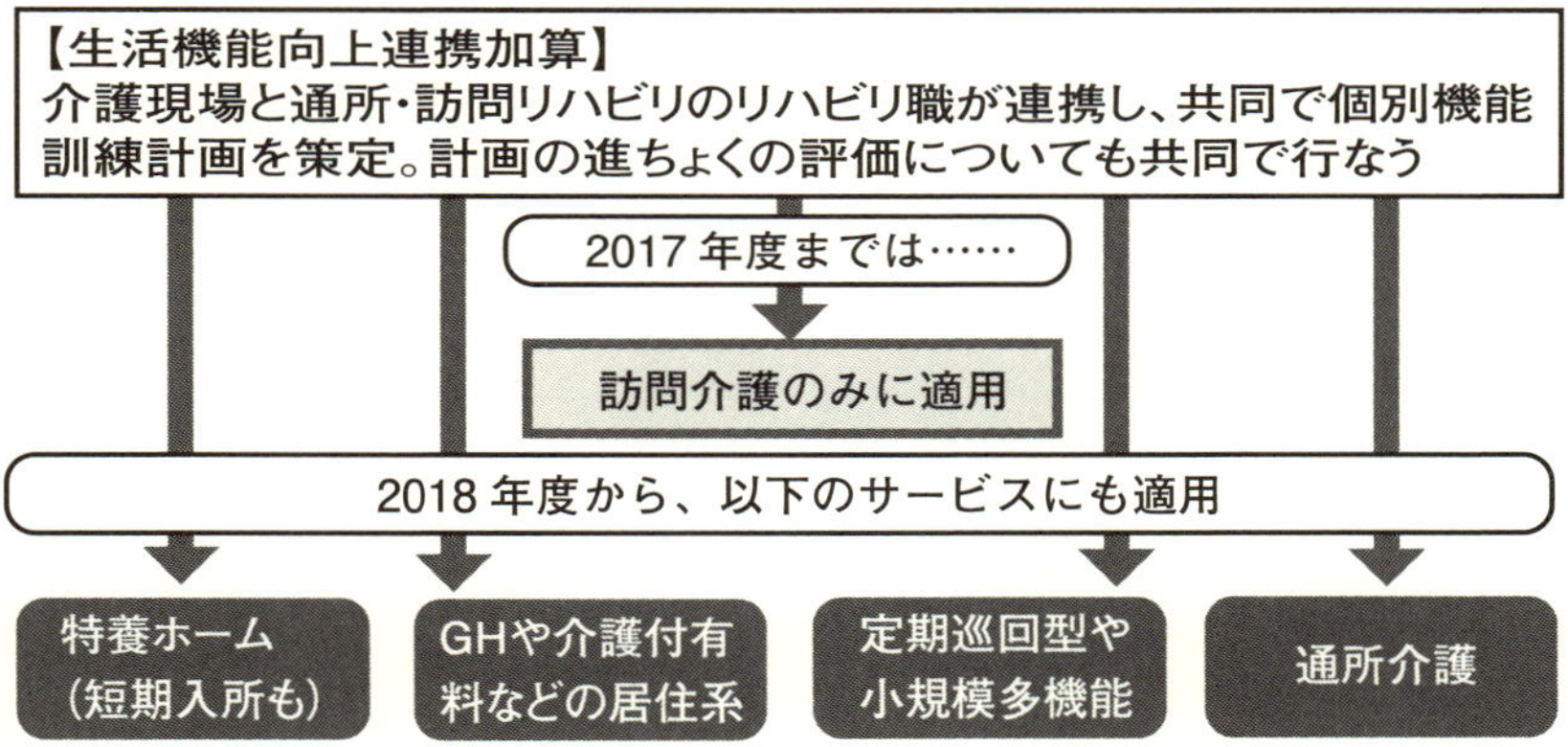
【生活機能向上連携加算】
介護現場と通所・訪問リハビリのリハビリ職が連携し、共同で個別機能訓練計画を策定。計画の進ちょくの評価についても共同で行なう
2017 年度までは……
訪問介護のみに適用
2018 年度から、以下のサービスにも適用
特養ホーム（短期入所も）
GHや介護付有料などの居住系
定期巡回型や小規模多機能
通所介護

通所側の指導員は、「最近、○○さんと仲のよかったご利用者が入院したんです。○○さんは、あまり社交的なタイプではないのですが、そのご利用者とだけはコミュニケーションがとれていたんです。その人の入院を機に、訓練にも乗り気でないというか。通所自体も『今日は休みたい』との訴えも増えています」と説明しました。

PTはちょっと考え込んでいましたが、やがてこう言いました。

「動機づけの手段はもっとあると思うので、いろいろ試してみたらどうですかね？　そのあたりはご本人の生活歴や日々の会話から引き出せるでしょう。とにかくやってみて、うまくいくかどうか。その結果をまた教えてください」

○○さん本人の気持ちを考えた場合の最善策は？

（言われなくても、試してはいるんだが……）と聞いていた介護リーダーは思いました。実際、○○さんの趣味や関心ごと、「していた生活」などを調べ、職員間で話し合って、少しでも機能訓練に向けた動機づけができないかを模索しています。

しかし、今の○○さんは入院した友人のことだけが気がかりのようです。先だっては、ケアマネジャーと相談して、「その人のお見舞いに行く」という支援策も検討しましたが、家族も忙しいので保険外で付き添いなどができないか考えています。

いずれにしても、「今は○○さんの寂しいという気持ちに寄り添うのが一番では……」というのが介護リーダーの考えです。もちろん、その間の機能低下を少しでも抑えるため、「気乗りしない中でもちょっとできる運動」などを続けることは大切です。

しかし、ＰＴに対して、そうした方向での支援を相談できる空気ではありません。「今はただ寄り添うだけでいいのでは……とは言いにくいなあ」とリーダーは悩みます。

まとめ

●リハビリ職も「代案」を親身に考えてくれてはいる。しかし……
●「今はただ寄り添うだけでも」が、なぜ言い出しにくいのか？

介護現場と連携するリハビリ職――「空気感」の違い

利用者

通所で親交の厚かった他の利用者が入院。本人はかなり落ち込んでいて、機能訓練にも積極的になれず計画の進ちょくが滞っている

連携するリハビリ職

本人が再び「意欲」を持てるような動機づけを考える必要がある

↓

本人の生活歴や趣味・趣向にかかる情報から、いろいろ動機づけを試してみよう

↓

やってみて
↓
評価して
↓
うまく行かなければ
他の方法をまた試す

とにかくPDCAサイクルを確実に動かし、早期に解決の糸口を探るという意識

介護現場

本人の「つらさ」をまずわかってあげたい。そのためには寄り添いが大切

↓

機能訓練よりも、入院している友人の見舞いに行けるような支援ができないか

↓

本人の「つらさ」を
何とかしてあげたい
↓
焦らずに寄り添って
本人の目線・ペースで
支援できることを

機能訓練も大切だが、今はただ寄り添うだけでいいのではという意識

「生活の質」という目指すべき地点は同じだが、アプローチや過程がちょっと違う?

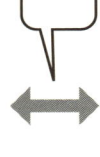

2 対リハビリ連携の「困った」をどう解決する？

◎連携リハ職との「空気間」のズレをどう修正すればいいか

介護保険制度では、自立支援・重度化防止というテーマがますます強調されています。その一環として、２０１８年度の介護報酬改定では、生活機能向上連携加算が訪問介護以外の通所系・居住系・施設系にも拡大されました。介護現場で行なわれている機能訓練について、（外部を含めた）リハビリ職の関与が強まったことになります。

リハビリ職も「心の状態」の重要性はわかっている

介護もリハも、利用者の生活機能の維持・向上を通じ、自立支援を進めるというビジョンに大きな差異はありません。目指すべき地点はともに同じです。

しかし、そこについて回る「空気感」のようなものが、微妙に変わってくることがあります。前項のケースなどは、まさにそうした空気感にまつわる話と言えます。

よく「リハビリ職は、利用者のＡＤＬ・ＩＡＤＬの維持・向上しか見ていない」などと考える人もいるようですが、決してそんなことはありません。

リハビリ職も「利用者の心」を見ていないわけではないが……

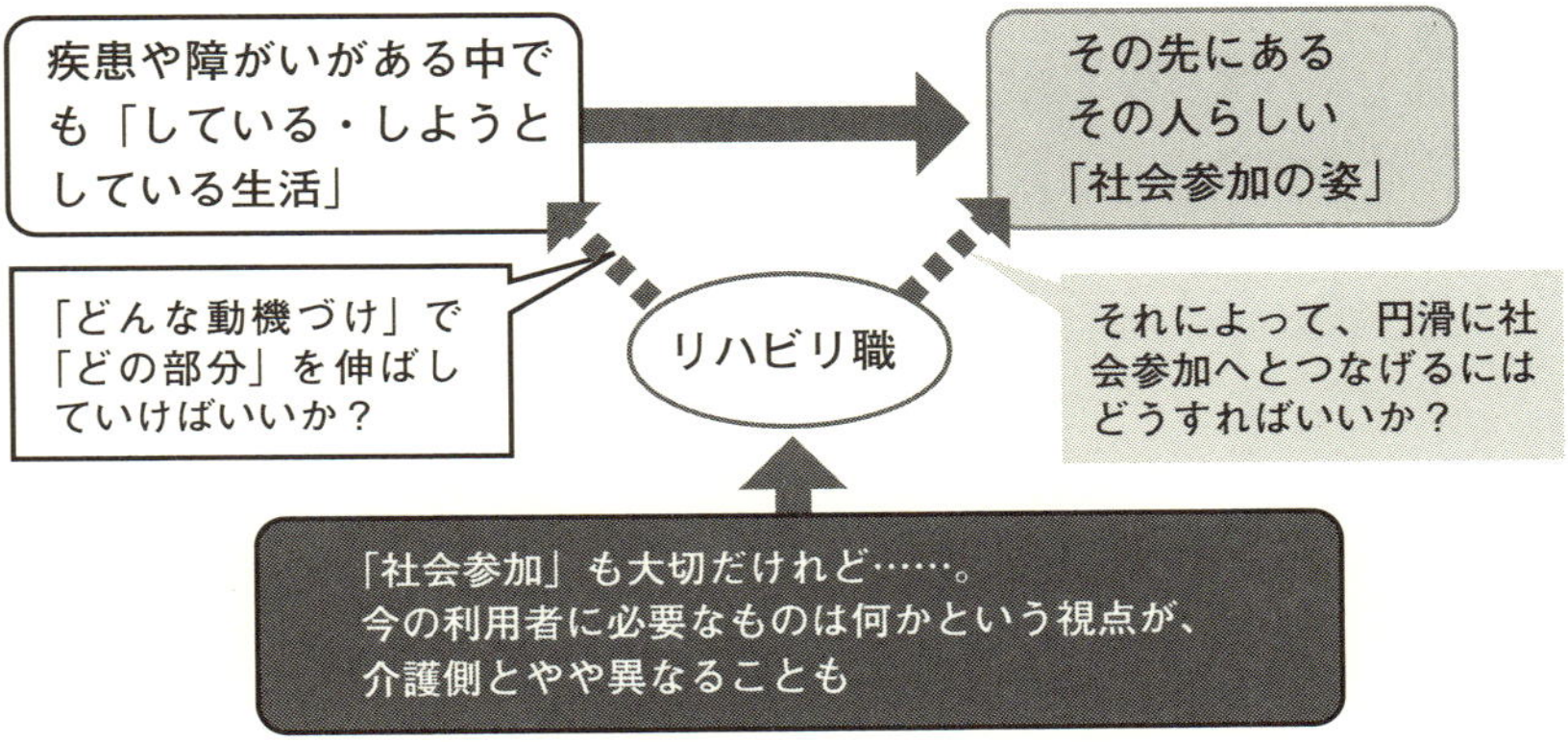
疾患や障がいがある中でも「している・しようとしている生活」
その先にあるその人らしい「社会参加の姿」
「どんな動機づけ」で「どの部分」を伸ばしていけばいいか？
リハビリ職
それによって、円滑に社会参加へとつなげるにはどうすればいいか？
「社会参加」も大切だけれど……。
今の利用者に必要なものは何かという視点が、
介護側とやや異なることも

リハビリ職も、当事者の「心の状態」が「機能向上の進ちょく」に大きくかかわっていることは十分心得ています。

ただし、両者（心の状態と機能向上）をつなぐ過程の段階で、「何を大事にするのか」という職務観のようなものが、介護側と微妙に異なってくることがあります。

介護側がＰＤＣＡサイクルに込めがちなもの

前項のケースを読んでお気づきかと思いますが、リハビリ職は「あれこれと試して検証し、よりよい方策を探し出す」というＰＤＣＡサイクルを強く意識しています。

もちろん、介護現場でもＰＤＣＡサイクルを動かすことは重要な職務です。ただし「利用者に寄り添う（伴走する）」という意識にかなりの比重をかけることで、「回し方」の感覚がちょっと変わったりします。

極端な言い方をすれば、「今、本人は（友人のことを思い）沈んでいる。でも、人間ならそういうこともある。その時に私たちは寄り添うだけでいい」という感覚です。

いきなり連携による計画作成に入るのではなく……

この空気感の違いを埋めるのは、簡単ではありません。制度上は「自立支援」がミッションとなっているわけですから、リハビリ職のほうが正論という考え方もあるでしょう。

ここで必要なのは、自分たち（介護側）が求めるものとリハビリ職が求めるものの違いを認識することです。できれば、連携による計画作成などの実務に入る前に、先のような具体例をもとに「ケース検討会」を開き、互いの思いをさらけ出してみましょう。

両職種とも「人間」を相手にしているわけで、当然ながら「答えの出ないこと」はたくさんあります。でも、そうした「迷い」を抱えつつも、利用者に寄り添うことが大切なのだと互いに気づくこと──これこそが、何よりの財産と考えたいものです。

まとめ

- **同じＰＤＣＡサイクルでも、「回し方」が介護側とは微妙に違う**
- **実務前にケース検討会を開き、両職種の認識をすり合わせておく**

介護側とリハビリ職の「空気感」の違いを埋めていくには……

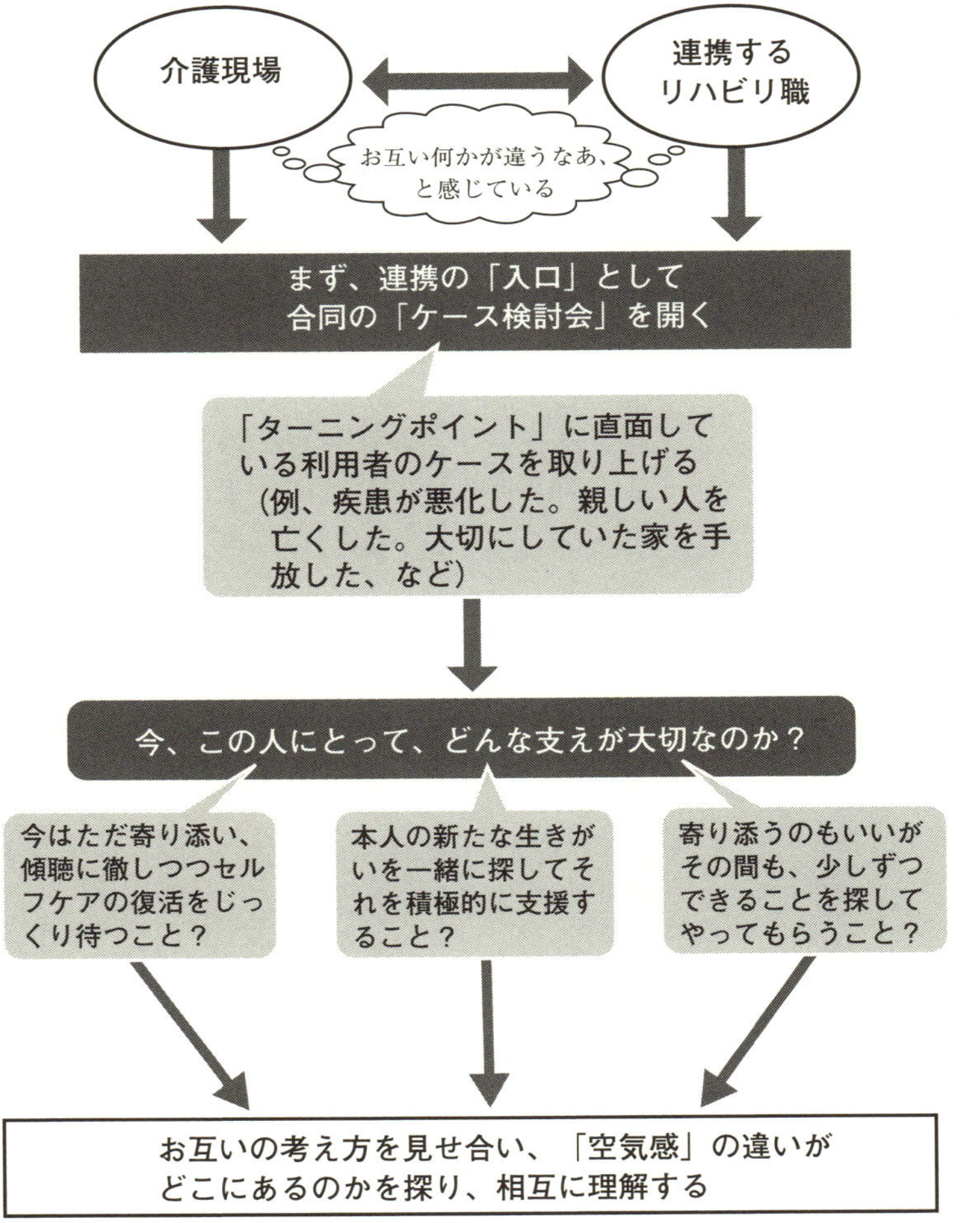

3 対リハビリ連携をめぐる環境を見極める

◎リハビリ職との連携は「日常的」になると考えたい

生活機能にかかる「アウトカム評価」の拡大も

すでに述べた生活機能向上連携加算は、リハビリ職との連携が「要件」となった加算です。要するに、自立支援・重度化防止に向けて、体制を評価した加算と言えます。

一方、２０１８年度にはさらに踏み込んだ評価の加算が誕生しています。それがＡＤＬ維持等加算です。こちらは、「体制」ではなく「アウトカム」、つまり、どれだけＡＤＬ維持等の「効果」がもたらされたかを評価するものです。

これは、現状で通所介護のみの加算です。ただし、国は自立支援・重度化防止に向けた「アウトカム評価」を拡大していく方向を示唆しています。たとえば、次回21年度の介護報酬改定では、適用サービスの範囲が広がる可能性があるかもしれません。

ここで注意したいのが、アウトカム評価の指標です。ＡＤＬ維持等加算では、ＡＤＬ・ＩＡＤＬを評価するバーセル・インデックスという指標が使われています。

実は、この指標、通所介護等の介護系サービスではほとんど使われていないのですが、

通所介護に設けられた「アウトカム評価」による加算

ADL 維持等加算

●まず、評価対象者に関する以下の要件をクリア
①サービス利用期間が６か月以上
②要介護３以上が 15％以上
③要支援・要介護認定期間 12 か月以内が 15％以下、など
↓
そのうえで、バーセル・インデックスによる評価測定 90％以上
↓
この評価の数値が一定以上の場合に算定できる

通所リハビリでの使用は６割だが、通所介護では２割

リハビリ系サービスの通所リハビリでは6割の事業所が使用しています。

リハビリ系のノウハウが介護系に組み込まれる!?

この点からわかるように、国として、「アウトカム評価」を拡大するだけでなく、リハビリ系サービスのツールやノウハウを介護職中心の現場に組み込もうという意図が見えてきます。

となれば、「リハビリ職が日常業務で、何を重視し、何をしようとしているのか」について、「知っていれば便利」ではなく「知らなければ困る」という時代が近づいていることになります。たとえば、利用者の「立つ」「座る」「歩く」などの基本動作につい

て、「その状態をどう評価するのか」をリハビリ職から学ぶ必要が出てくるわけです。

もっと言えば、何秒立てたか、何メートル歩けたかだけでなく、その際の重心が「安定した位置にあるか」、「スムーズに移動できているか」などという視点も必要になります。

利用者にかかる「評価法」のすり合わせが重要に

以上の点を考えた時、介護職としては、以下の考察が必要になります。

①リハビリ職が「利用者の生活」をどのように見ているか、②①を自分たちが身に付けるにはどうすればいいか、③身に付けたうえでどのように業務に活かしていくか。

リハビリ職との連携（生活機能向上連携加算の算定など）は、この①～③を「学ぶ」ための機会と位置づける――これが、これからの介護側の大きな課題の一つでしょう。

入口としては、前項で述べたようなリハビリ職とのケース検討会を通じ、機能訓練にかかる評価シートなどを見直すことから始めたいものです。この評価法のすり合わせ自体が、両者の職務における認識の溝を埋めるうえでも重要になります。

まとめ

- **リハビリ職の「評価視点」を知らなければ「困る」という時代に**
- **まずは加算上の連携機会を利用し、評価シート等のすり合わせを**

介護側として、利用者の「どんな部分」を見るか？

たとえば、バーセル・インデックスでは……（一部抜粋）

●車椅子からベッドへの移動	
・自立。ブレーキ、フットレストの操作も含む（非行自立も含む）	15点
・軽度の部分介助または見守りを要する	10点
・座ることは可能であるがほぼ全介助	5点
・全介助または不可能	0点
●歩行	
・45m以上の歩行。補装具の使用の有無は問わない	15点
・45m以上の介助歩行、歩行器の使用を含む	10点
・歩行不能の場合、車椅子にて45m以上の操作可能	5点
・上記以外	0点
●着替え	
・自立。靴、ファスナー、装具の着脱を含む	10点
・部分介助。標準的な時間内で、半分以上は自分で行える	5点
・上記以外	0点

↓

「最高点だからOK」というわけではない
重心移動や身体の動かし方などのチェックが必要
↓
それによって、これからの機能訓練上の課題も見えてくる

↓

連携するリハビリ職へのアドバイスの求め方

○○さんのインデックス上の評価は高得点ですが、身体の動かし方で「気になる点」はあるでしょうか。それを評価するには、今の評価シートに何か加えるべき点はありますか？

4 リハビリ職が直面している課題とは？

◎医療リハから介護リハへの移行が進む中でのプレッシャー

医療的視点での「リハビリ評価」が強まっている

前項で、介護側のリハビリ職との連携がますます重要になっていると述べました。

では、連携相手となるリハビリ職は、どのような課題に直面しているのでしょうか。

大きなトピックとなっているのは、要介護高齢者に対する疾患別リハビリについて、維持期・生活期に入ったケースでの診療報酬の算定が行なわれなくなったことです。

つまり、疾患別リハビリの上限日数を超えた場合に、（医師による必要性の判断などがない場合など）原則として、介護保険のリハビリに移行することになります。

さらに、介護保険のリハビリに移行したケースでは、リハビリ・マネジメント加算で医師の関与が強化されたり、厚労省の評価データ収集等事業への協力によって、より高い加算の算定が可能となりました。リハビリの質が、特に医療側の視点で評価され、生活機能の維持・向上に向けたＰＤＣＡサイクルをしっかり回すことが求められているわけです。

医療・介護を通じて「リハビリ現場」が抱えている課題

【医療系リハ】
要介護高齢者の疾患別リハビリの算定上限

→

【介護系リハ】
リハビリ・マネジメント加算等で医師の関与を強化

→

【介護系リハ】
社会参加支援加算の「社会参加」の範囲を拡大

医療→介護→社会参加への送り出しが加速
＋
「川上」の医療からのリハ計画の整合性を強化
（つまり、「川上」の医療視点が介護現場にも影響）

リハ職のプレッシャーの理解も大切だが……

そうした中では、冒頭の事例にある「介護側の本人への寄り添い」と「リハビリ側のPDCAサイクルの稼働」の間の空気感の溝は、どうしても大きくなりがちです。

リハビリ職の中には、「自分たちの助言・指導によって作り出したリハビリ計画が、なぜ介護側でうまく実践できないのか」といういらだちを覚える人もいるかもしれません。そうした場合、介護側としては、「リハビリ職が抱えているプレッシャー」にも理解を示すことが大切です。

しかし、「生活機能の向上」を進めるのは、あくまで当事者（本人）です。リハビリ職との連携に力を注ぐのはいいとして、そこで「本人が蚊帳の外」になってしまうのは避けなければなりません。

介護側・リハ職・本人の三者が顔を会わせる機会を

ポイントは、介護側とリハビリ職の連携の中に、いかに本人を参画させるか。もちろん、生活機能向上連携加算や個別機能訓練加算では、利用者や家族に対して「計画の進ちょく」などを説明することが必要です。説明するのは介護側の機能訓練指導員などですが、ここに連携するリハビリ職などの同席機会が持てないかを打診してみます。計画の進ちょくが芳しくないという利用者に限定してもいいでしょう。重要なのは、利用者と介護側、リハビリ職という三者が顔を会わせる機会（サ担会議でもＯＫ）です。

そこで、利用者と介護側の従事者のやりとりを見せることにより、リハビリ職がその利用者の意向にかかる訴えを間近で見ることになります。これを通じて、介護側とリハビリ職の間の「空気感の溝」を少しずつ埋めていくわけです。

すぐ効果を出すのは難しいでしょうが、連携の入口として重視したいポイントです。

まとめ

- **医療的な視点での評価が強まっていることを、まず理解する**
- **「本人の意向」を中心に置いた連携の機会を模索してみる**

リハビリ職の置かれた状況への理解は必要だが……

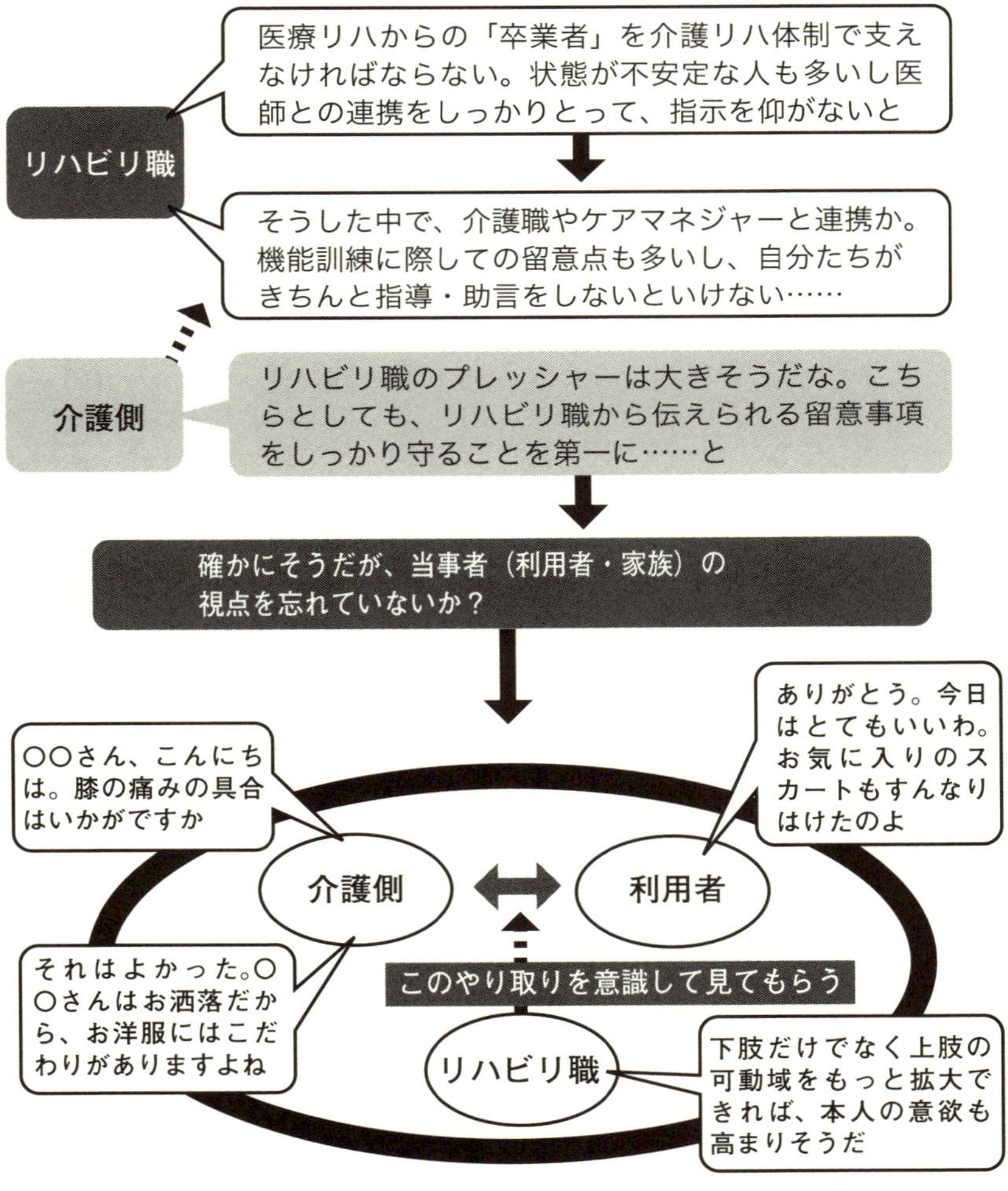
リハビリ職
医療リハからの「卒業者」を介護リハ体制で支えなければならない。状態が不安定な人も多いし医師との連携をしっかりとって、指示を仰がないと
そうした中で、介護職やケアマネジャーと連携か。機能訓練に際しての留意点も多いし、自分たちがきちんと指導・助言をしないといけない……
介護側
リハビリ職のプレッシャーは大きそうだな。こちらとしても、リハビリ職から伝えられる留意事項をしっかり守ることを第一に……と
確かにそうだが、当事者（利用者・家族）の視点を忘れていないか？
○○さん、こんにちは。膝の痛みの具合はいかがですか
ありがとう。今日はとてもいいわ。お気に入りのスカートもすんなりはけたのよ
介護側
利用者
このやり取りを意識して見てもらう
それはよかった。○○さんはお洒落だから、お洋服にはこだわりがありますよね
リハビリ職
下肢だけでなく上肢の可動域をもっと拡大できれば、本人の意欲も高まりそうだ

5 リハビリ職の課題を見すえた連携ビジョン

◎日常生活の場での「アイデア」をリハビリ職から引き出す

リハビリ職にとって「日常での継続性」は大きな課題

リハビリ職が直面する課題を理解しつつ、まずは連携の場で、「利用者や家族」を交じえる機会を設けることが大切と述べました。そこからもう一歩進めて、リハビリ職に「こちらに近づいてもらう」ための付き合い方を考えてみましょう。

実は、リハビリ職にとって「機能訓練の効果」を上げるうえでは、大きなジレンマが一つあります。それは、利用者の生活機能の維持・向上を確実に進めるうえで、「日常の中での継続性」をいかに担保するかという課題を抱えていることです。

リハビリ職がかかわっていない間は、介護職などがリハビリ職の指導・助言を受けて、機能訓練計画に基づいた「生活リハビリ」などを行ないます。これはいいでしょう。

問題は、介護職もかかわっていない中での場面です。たとえば、1日数分「ベッド上で端座位の姿勢を保つ」というだけでも、背筋力の維持につながります。これを続けていれば、次の専門職による機能訓練の効果も上がる可能性が高まります。

リハビリ職が「気にしている」のは、利用者の日常

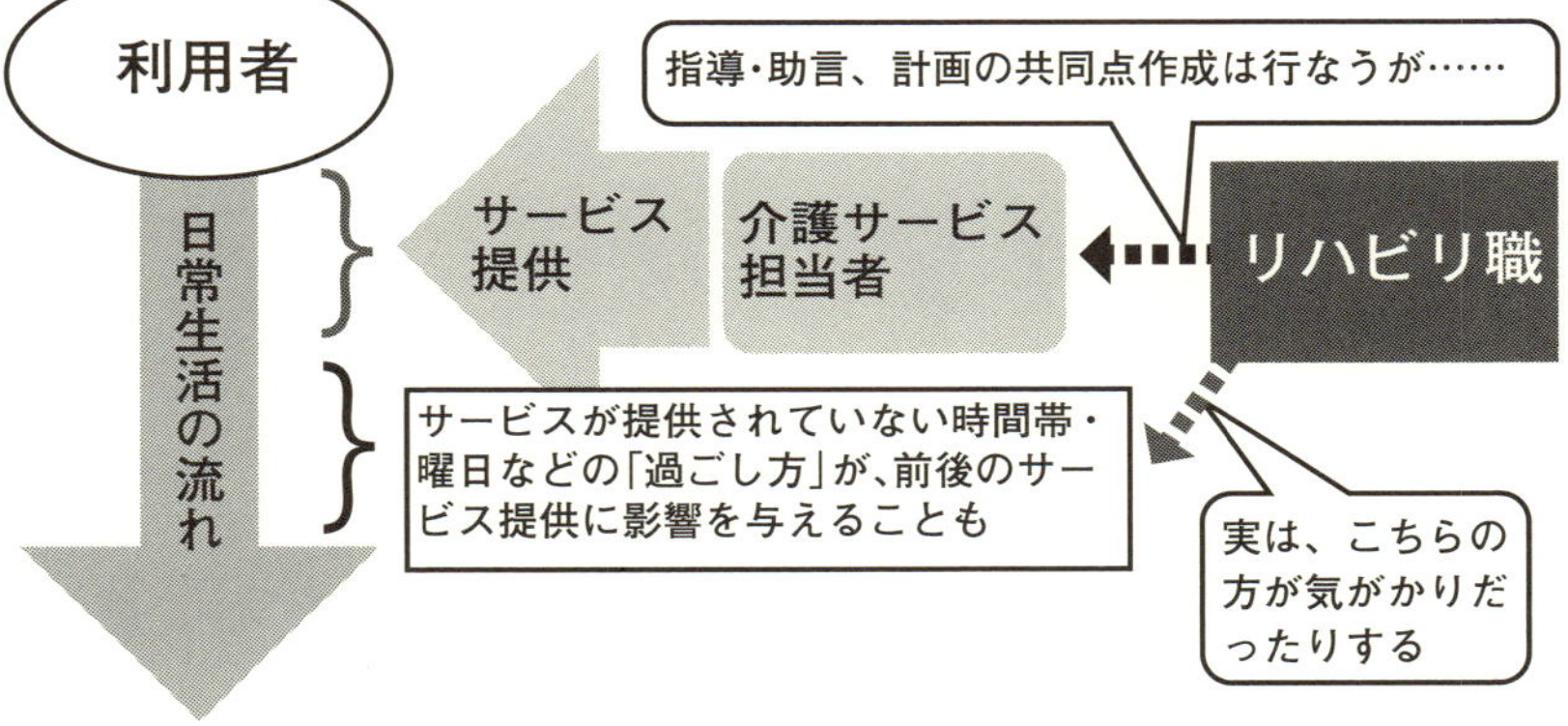

利用者
指導・助言、計画の共同点作成は行なうが……
サービス提供
介護サービス担当者
リハビリ職
日常生活の流れ
サービスが提供されていない時間帯・曜日などの「過ごし方」が、前後のサービス提供に影響を与えることも
実は、こちらの方が気がかりだったりする

本人・家族が「毎日少しずつできる」ことのアイデアを

この点を考えた時、「利用者本人が（安全に）ちょっと取り組めること」、あるいは「家族が本人に対して、毎日少しだけやってもらうこと」のアイデアが必要です。

このアイデアについて、介護側からリハビリ職に対してレクチャーをお願いします。その際、利用者や家族の1日の生活状況・サイクルなどを示し、「1日のうちのどの部分で、どんなことができるでしょうか」という具合に尋ねてみましょう。相手はリハビリのプロですから、介護職だけでは思いもつかないようなアイデアも出てくるでしょう。

リハ職が、利用者の「生活」に思いを寄せる機会となる

もちろん、先に述べたように、「利用者自身が行なう場合の安全性」や、家族が手伝うのはいいとして「その家族に過剰な負担がかからないこと」への配慮が必要です。

実は、これがリハビリ職に「こちらへ近づいてもらう」ためのポイントです。

つまり、「安全性」や「家族負担」を意識してもらう中で、その利用者や家族が置かれている生活上の課題などに、きちんと目を向けてもらう機会になるわけです。

加えて、先のように利用者の生活状況・サイクルなどの情報も提供されていれば、「この世帯内でどんな生活が展開されているか」という部分への意識も広がります。

リハビリ職にしてみれば、プロとして、「ここまではちょっと無理かな。もうちょっと簡単な方法があるかな」といった思考を続けることになります。この思考が、リハビリ職当人や介護側が手がける機能訓練にも反映されれば、自然と「その人の事情をきちんとくんだ機能訓練計画を整える」という部分で、介護・リハの連携意識が培われていきます。

まとめ

- **利用者・家族が毎日「ちょっとできること」のアイデアを求める**
- **利用者・家族への負担を考慮してもらう習慣をつけることが大切**

介護側からリハビリ職に「アイデア」を求める

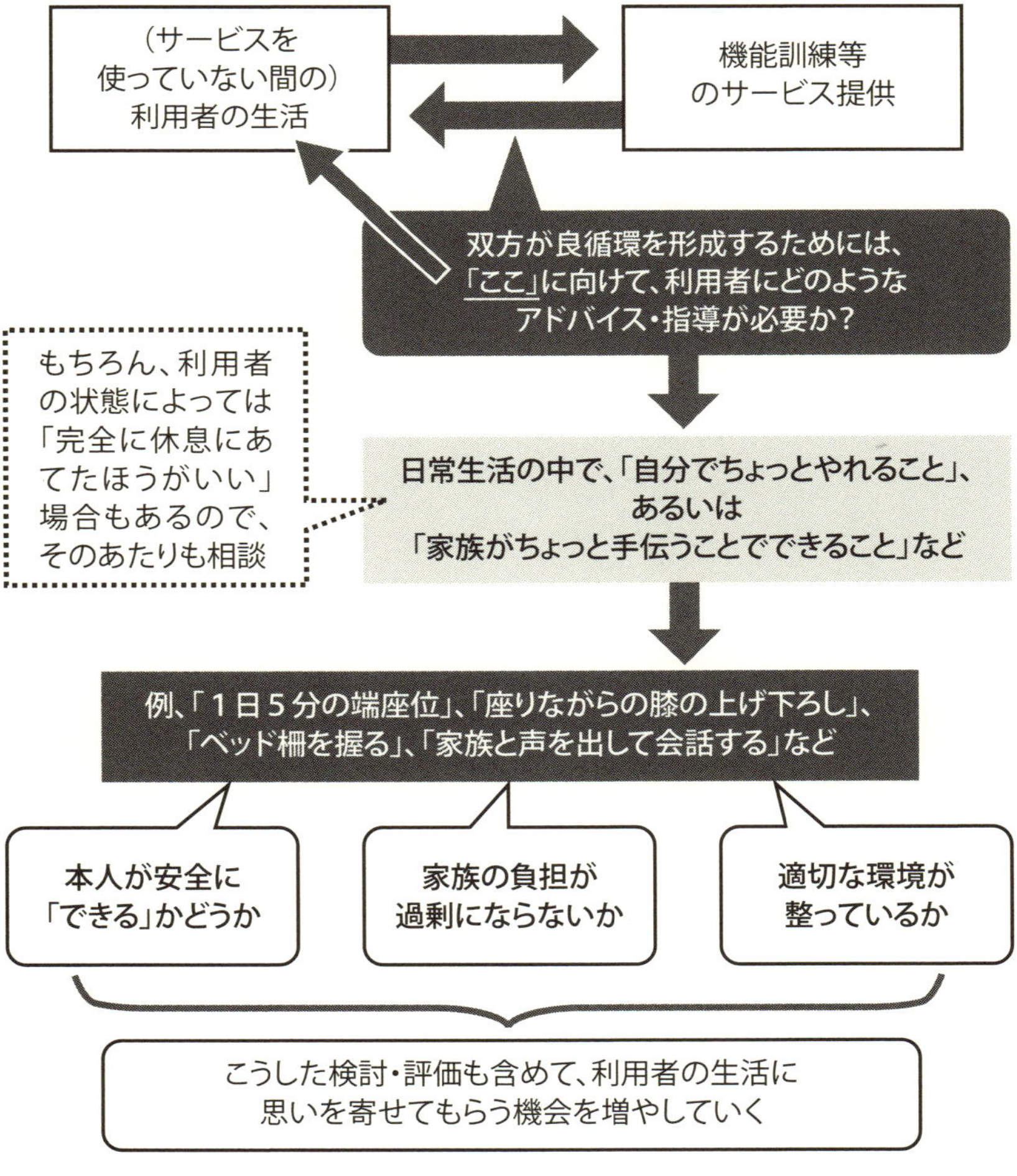
（サービスを
使っていない間の）
利用者の生活
機能訓練等
のサービス提供
双方が良循環を形成するためには、
「ここ」に向けて、利用者にどのような
アドバイス・指導が必要か？
もちろん、利用者
の状態によっては
「完全に休息にあ
てたほうがいい」
場合もあるので、
そのあたりも相談
日常生活の中で、「自分でちょっとやれること」、
あるいは
「家族がちょっと手伝うことでできること」など
例、「１日５分の端座位」、「座りながらの膝の上げ下ろし」、
「ベッド柵を握る」、「家族と声を出して会話する」など
本人が安全に
「できる」かどうか
家族の負担が
過剰にならないか
適切な環境が
整っているか
こうした検討・評価も含めて、利用者の生活に
思いを寄せてもらう機会を増やしていく

6 リハ職側が「ありがたい」と思う連携を探る

◎リハ職側に「渡っていない情報」もあることを想定した助け舟

リハビリ職が見落としている医療情報もある？

連携するリハビリ職は、主治医との連携はしっかり取っているはずです。たとえば、心疾患がある人の機能訓練に際しては、心臓に負担がかからないような訓練上の留意が必要です。そのあたりは、しっかり確認しなければなりません。

ただし、機能訓練に際して要される情報は、もっと広がることがあります。利用者の服薬状況によっては、服薬直後の訓練は「控えたほうがいい」ということもあるでしょう。栄養状態が悪化していれば、筋力が十分に維持されず機能訓練の効果も減退しがちです（栄養状態の悪化が、口腔内の状況と結びついていることもあります。そうなると歯科にかかる情報も重要です）。また、利用者に白内障などがある場合、機能訓練時の環境によっては「目の疲れ」などを訴えて、訓練がはかどらないことがあるかもしれません。

こうした幅広い情報が、どこまでリハビリ職に届いているでしょうか。医師同士でさえ情報連携がうまくいっていないケースもある中で、意外にリハビリ職が「見落としている」情

リハビリ職が「訓練」に際して気にかけていること

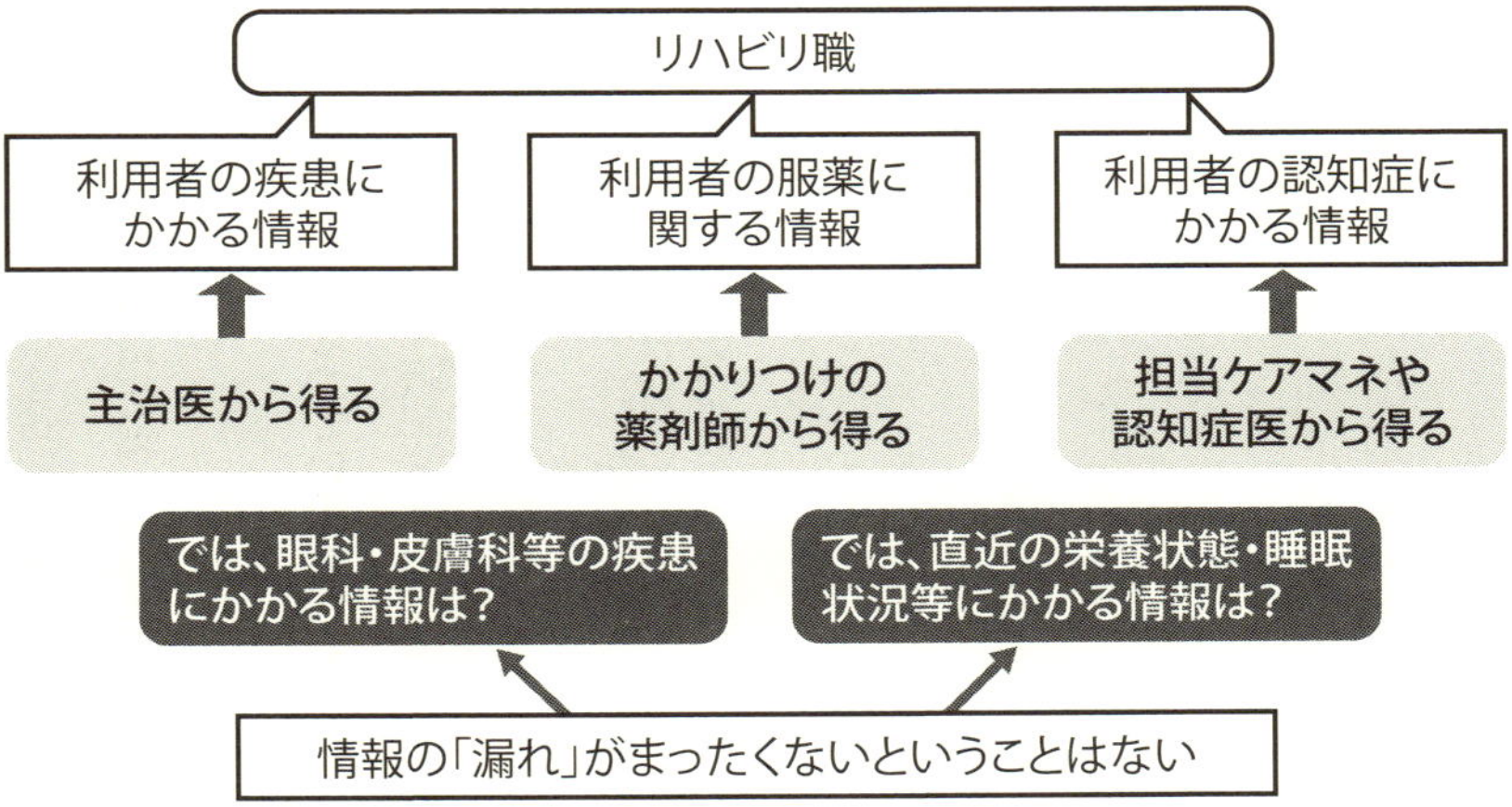

報がある可能性にも注意が必要です。

「もしかしたら」と思われる部分を事前にチェック

たとえば、ケアマネジャーや（生活機能向上連携加算の関連で）訪問介護のサ責などがリハビリ職とアセスメント情報のすり合わせを行なうとします。

その際に、「もしかしたら見落としているのではないか」と思われる分野の情報を、事前に意識してチェックしておきます。特に、主治医による担当以外の診療科が多い場合（特に歯科や眼科、皮膚科など）や、主治医以外が処方する服薬数が多い場合は、あらかじめ「（リハビリ職への）確認リスト」のような形で整理しておくといいでしょう。

もし、普段からの付き合いが深い訪問看護師などがいれば、そのリストを見せたうえで、「機能訓練時などに特に影響をおよぼすものはないか」をヒアリングしておきます。

実は「ありがたい」と思っている情報も多い!?

もちろん、リハビリ職側と情報の照合を行なったとして、「それは、こちらでもチェックしています」ということもあるでしょう。しかし、決して無駄ではありません。

確かにリハビリ職は「わかっている」のでしょうが、実際には「そんなに意識していなかった」と思う情報も含まれていることがあります。機能訓練に直接影響をおよぼす疾患が目立っていると、その部分に集中してしまうこともあるからです。

つまり、口では「わかっている」とは言っても、実は「おっと抜け落ちるところだった」というケースが生じていれば、情報提供者に対して少しだけ負い目が生じます。また、「この連携相手はしっかりしているから安心だ」という評価が生じるかもしれません。

いずれにしても、こちらに一歩歩み寄ってくれる機会とすることができるわけです。

まとめ

- **機能訓練に影響を与える医療情報。まずはリハ職とすり合わせを**
- **仮に「抜け落ち」が補完できれば、連携相手としての評価は向上**

情報提供時に、リハビリ職が（意外に）考えていること

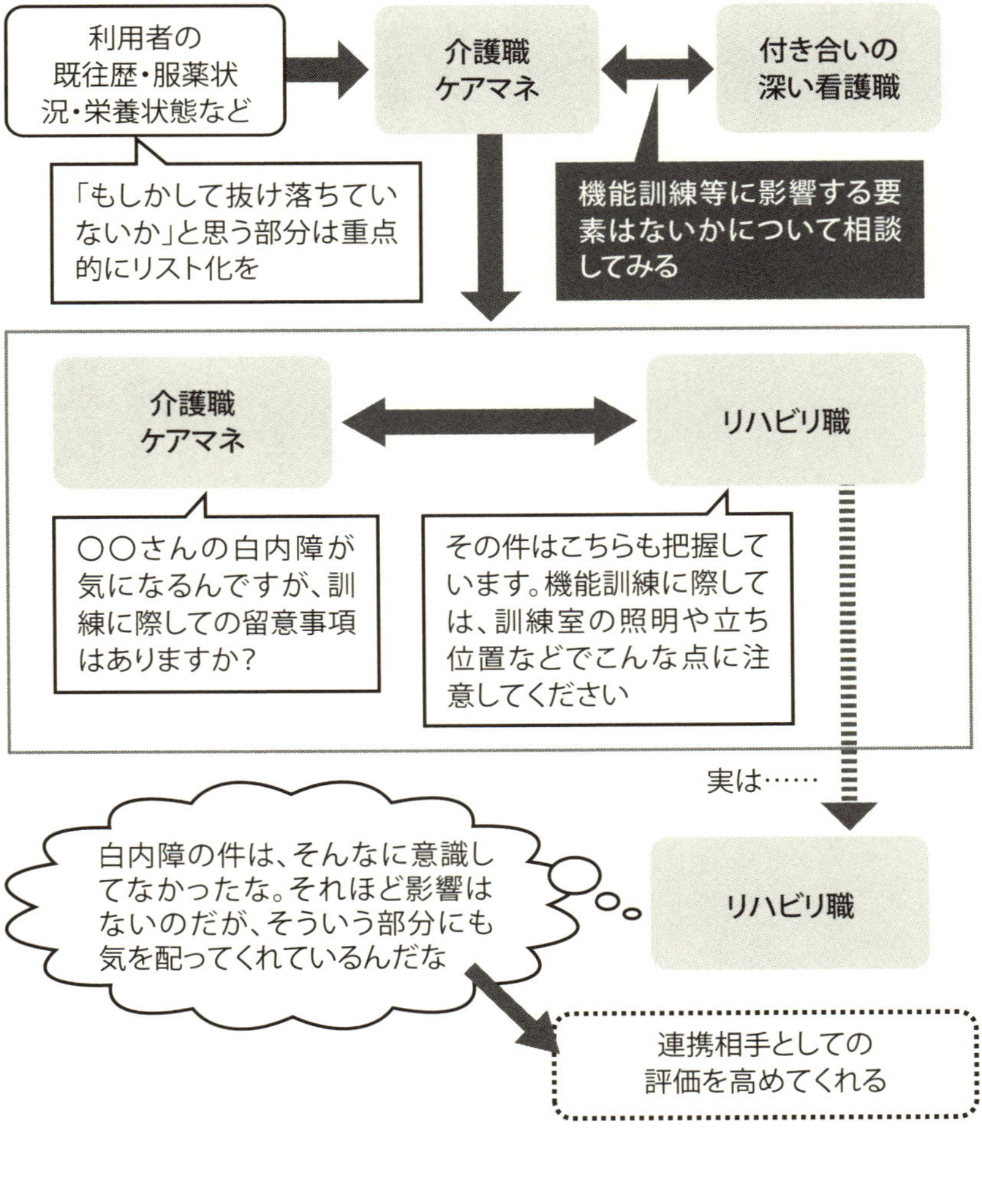

7 リハビリ職との連携で試したい「潤滑油」

◎機能向上の「先」にある評価こそが相手に響く

「計画通り」を評価しても、なかなかピンとこない

すべての職種にとって、「自分たちの職務」が他者から評価されることは、やりがいを感じる大きな機会です。それによって、評価してくれた人への好印象も生まれてきます。

では、リハビリ職の場合はどうでしょうか。やはり、「○○さんは、ここまで自力歩行の距離が伸びました」という機能訓練の効果を強調するのがいいのでしょうか。

注意したいのは、リハビリ職にとって、「生活機能の維持・向上」はすでに想定されていることだということです。つまり、「こういう計画を立てたのだから、そういう効果が生じるのは狙い通り」であり、それだけを評価されてもピンとこないでしょう。

むしろ、「計画策定のために自分たちが行なった助言・指導について、この人たち（介護職など）は疑心暗鬼だったのかな？」と、かえってもやもや感を深めてしまいがちです。

生活機能の維持・向上は、あくまで「手段」に過ぎません。大切なのは、それによって利用者の「生活の質」がどこまで上がったかということです。

リハビリ職が見すえる「機能向上」の先

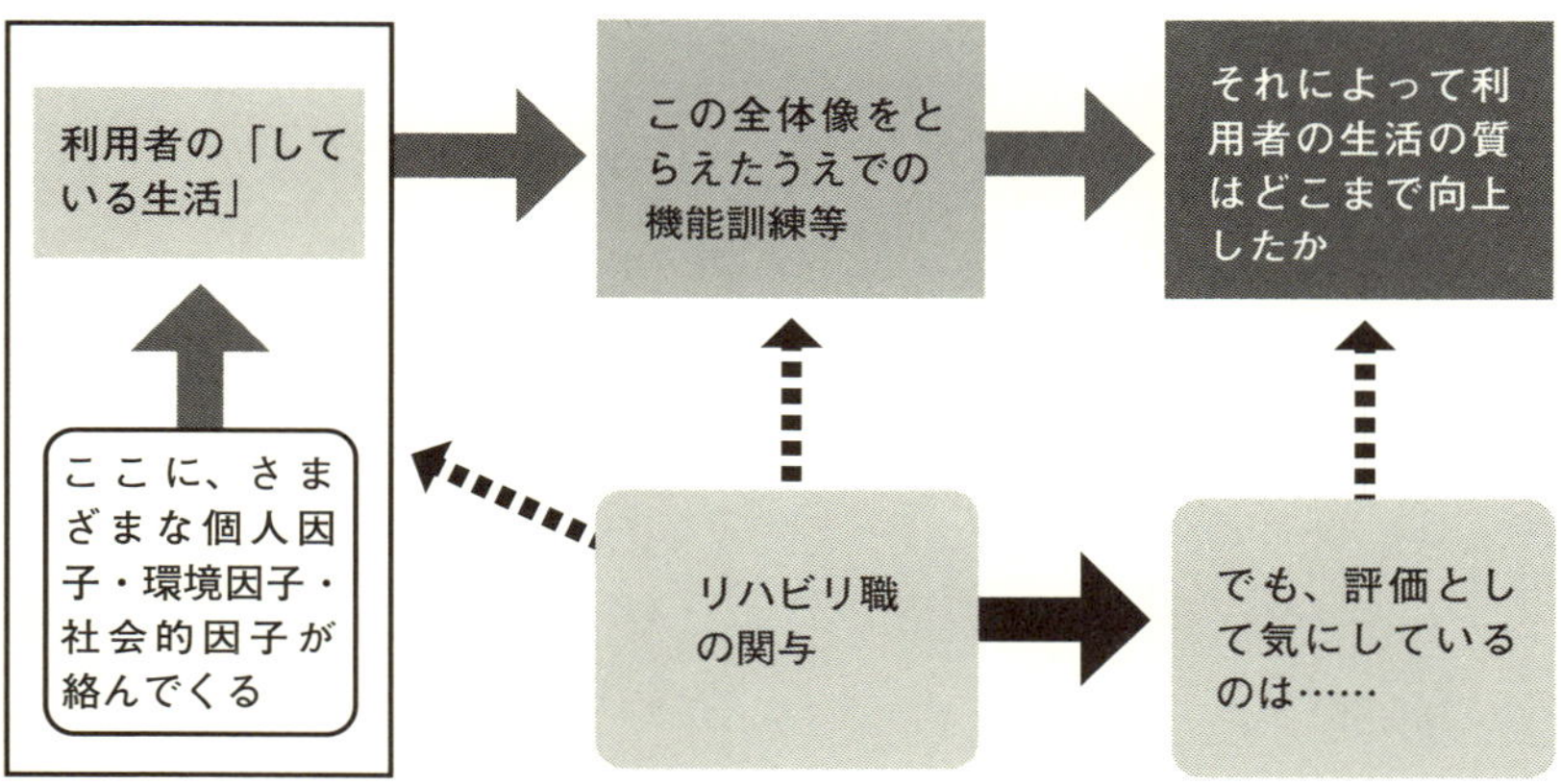

リハビリ職が気にしているのは「その先」にあるもの

実は、この「生活の質」、言い換えれば「機能訓練の先にある効果」について、リハビリ職はこちらが思う以上に気にしています。

なぜなら、その部分での評価指標は定まりにくいからです。あえて指標となりうるものを探せば、利用者の「している生活」がどこまで広がったかということです。

また、利用者の「している生活」が広がったり、復活したりすれば。それは家族にとっても「うれしい」ことです。家族の喜びは、本人との関係も良好にします。それによって、さらに本人の意欲が高まるという好循環を呼び起こすこともできるわけです。

リハビリ職は、目先の機能向上だけでなく、こうした「先々の生活の姿」まで見すえながら職務を果たしています。だからこそ、連携する介護側としても、「その機能向上が利用者や家族の生活にどのような効果をもたらしたか」にスポットを当てることが必要です。

機能向上が広範な生活に与えた「効果」を示したい

たとえば、家での入浴を想定して、通所で「浴槽をまたぐ訓練」を行なったとします。その結果、「ヘルパーの介助により、家での入浴も楽しめる」ようになりました。そもそも目標はそこにあったわけですから、そこまではリハビリ職の「狙い」の範囲内です。問題はその先です。本人にまだ恐怖感や緊張感が生じれば、入浴を心から楽しめることにはなりません。大切なのは、「家での入浴を楽しめて、入浴後にはリラックスしながら家族との団らんも増えた」といった状況です。リハビリ職には、この事実を特に強調します。場合によっては、家での生活の様子を画像にとって、リハビリ職に見せてもいいでしょう。こうした「生活に与えた効果」を広く示すことが、リハビリ職の心に響くわけです。

まとめ

- **計画上の機能向上だけを評価しても、リハビリ職には響かない**
- **それによって「利用者の生活」がどう変わったかを掘り下げたい**

リハビリ職への「評価」で意識して強調したいこと

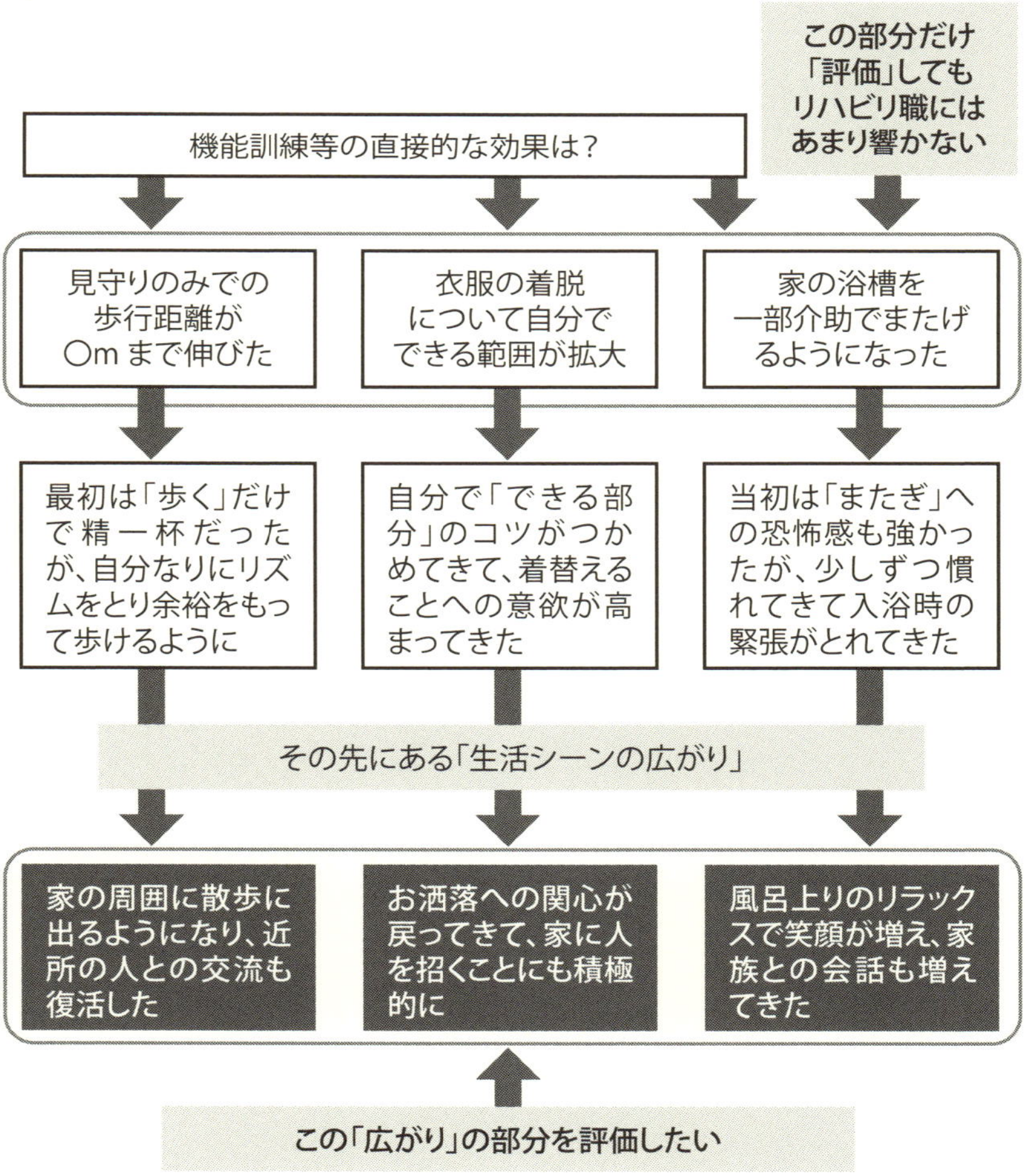
機能訓練等の直接的な効果は?
この部分だけ「評価」してもリハビリ職にはあまり響かない
見守りのみでの歩行距離が○mまで伸びた
衣服の着脱について自分でできる範囲が拡大
家の浴槽を一部介助でまたげるようになった
最初は「歩く」だけで精一杯だったが、自分なりにリズムをとり余裕をもって歩けるように
自分で「できる部分」のコツがつかめてきて、着替えることへの意欲が高まってきた
当初は「またぎ」への恐怖感も強かったが、少しずつ慣れてきて入浴時の緊張がとれてきた
その先にある「生活シーンの広がり」
家の周囲に散歩に出るようになり、近所の人との交流も復活した
お洒落への関心が戻ってきて、家に人を招くことにも積極的に
風呂上りのリラックスで笑顔が増え、家族との会話も増えてきた
この「広がり」の部分を評価したい

4章コラム

生活機能向上連携加算を取得する際に……

通所・短期入所の場で足りないアセスメント

2018年度の介護報酬改定で、大きな見直し内容の一つが、生活機能向上連携加算を多くのサービスに適用したことです。

これにより、介護職員とリハビリ職の連携機会が一気に増えたことになります。

さて、この連携方法ですが、加算の算定要件では「リハビリ職等（医師含む）との共同アセスメント」となっています。ただし、通所介護や短期入所生活介護においては、事業所内での利用者の状況だけをアセスメントするのでは、やはり「足らない」と考えるべきでしょう。

利用者の家での状況もアセスメント材料に

通所も短期入所も、利用者の生活は「家」がベースとなっています。

当然ながら、本人の生活動作が家の生活環境とうまくかみ合ってこそ、真の自立が実現します。となれば、家屋内（さらには、利用者の地域生活フィールド）の環境もアセスメントに組み入れることが必要です。

この点を考えた時、本来であれば、生活相談員＋現場の機能訓練指導員が、外部のリハビリ職等と「利用者の家」を訪問して共同アセスメントを行なうことが理想と言えます。

しかし、通所や短期入所において利用者一人ひとりの家を一緒に訪問するというのは、現実的には難しいでしょう。

そこで、生活相談員が（利用開始前だけでなく）定期的に利用者宅を訪問し、その生活環境やその場での利用者の生活動作の様子を動画撮影しておきたいものです。時には、現場の機能訓練指導員も同行したうえで、生活状況の確認を一緒に行ないましょう。

上記の映像はリハビリ職との共同アセスメント時に提示します。

第5章

【応用編④】栄養と口腔ケアにかかわる専門職との連携のポイント

1

栄養・口腔関連の連携で介護現場を悩ませるケース

◎実例・なぜ栄養・口腔関連の専門職とうまくやれないのか？

利用者の口腔と栄養にかかわる加算等が拡大

昨今の介護報酬・基準改定では、利用者の栄養や口腔の状態の維持や改善をテーマとした内容が拡充されています。

それにともない、たとえば（組織の内部問わず）管理栄養士や歯科衛生士、あるいは言語聴覚士（ＳＴ）などとの連携機会が増しています。

ここでは、口腔ケアに関連した加算として、２０１８年度から介護付き有料ホーム等にも適用されることになった「口腔衛生管理体制加算」にかかる連携を取り上げます。

この加算は、歯科医師の指示を受けた歯科衛生士による、現場の介護職への口腔ケアにかかる技術的助言や指導が行なわれていることを評価したものです。

歯科衛生士に来てもらい、現場での助言・指導を

さて、Ｙホームでも、18年度からこの加算の算定を始めました。

口腔衛生管理体制加算について

●連携相手は誰? ➡ 歯科医師または、歯科医師の指示を受けた歯科衛生士
●その人が何をする? ➡ 連携対象となる介護付き有料老人ホームに、月１回以上出向き、介護職員に対して、口腔ケアにかかる技術的助言および指導を行なう
●その際に何が必要? ➡ 利用者の口腔ケア・マネジメントにかかる計画が作成されていること

個々の利用者の口腔ケア計画ではない点に注意

記すべきこと
①入所者の口腔ケアを推進するための課題
②そのホームでの口腔ケアにかかる目標
③②を達成するための具体的方策
④③に際しての留意事項
⑤そのホームと歯科医療機関との連携状況
⑥歯科衛生士が歯科医師から受けた指示内容の要点

もともと同ホームでは、歯科の協力医院がありました。その医院から3か月に1回、歯科医師がホームを訪れ、入居者の入れ歯等にかかる相談にのっていました。いわば、介護保険外での同ホームによるオリジナルサービスというわけです。

そうした中、入居者の重度化傾向が進む中、日常的な口腔ケアをもっとしっかり行なうことで、栄養状態や身体機能の低下を防ぐことをホームの方針として打ち出しました。今回の口腔衛生管理体制加算の算定も、そうした方針の一環です。

しかし、当の歯科医師がなかなか深くかかわる余裕がないため、その医師の指示にもとづいて医院の非常勤・歯科衛生士Sさんが対応することになりました。

人柄のいい歯科衛生士。気になるのは「何を教えるか」

Sさんのホーム訪問は月1回。その訪問時に、現場の介護職に口腔ケアの手法や留意事項を指導し、介護リーダーに対してはホームにおける口腔ケアの課題や目標を示しながら、口腔ケア・マネジメントにかかる計画の策定について助言を行ないます。

さて、Sさんは人柄もよく、現場の介護職員との関係も良好です。ところが、管理者は、その指導・助言がどうも教科書的なのが気になりました。つまり、入居者一人ひとりの状態を「どう見るか」、そこに「どのような課題があるか」という、アセスメント（課題分析）からケアの実践へとつなぐ「線」の修得がうまくいっていなかったのです。

職員側としては、口腔ケアの手法・工夫を楽しく学べることに満足しているようですが、「これで本当にケアの底上げにつながるのか」という不安がつきまといます。

現場の介護職の実践力アップを含め、「Sさんに対して、どんな具合に要望を伝えればいいだろうか」と管理者は悩んでいます。

まとめ

- **現場は口腔ケアの技術について前向きに学べている。でも……**
- **現場状況のアセスメントから実践への「線」を学べているか**

連携する歯科衛生士の助言・指導、何が物足りない？

口腔ケア・マネジメント計画の策定について

【ヒアリング】このホームの入所者の口腔ケアにかかる課題はこうなっています（重度化傾向やケア体制など）

介護リーダー ⇄ 歯科衛生士

【助言・指導】それでは、口腔ケアについて、現状の課題に対してこういう目標を設定して計画を策定してはどうでしょう

↓

前提となる課題把握・分析に際して「現場のどんな点に着目することが必要か」という前段部分への指導があいまい

現場における技術的指導・助言について

【助言・指導】こういう状態の利用者に対しては、こんな具合に口腔ケアを進める方法があります（留意事項も含む）

歯科衛生士 ⇄ 介護リーダー

【感想・反応】教え方がわかりやすい。楽しく学べる。歯科衛生士の人柄もいいし、何でも質問できるし教えてくれる

↓

まず、利用者の口腔の状態について「どこをどのようにチェックすればいいのか」という視点が十分に定まっていない

2 栄養・口腔関連の連携「困った」をどうする？

◎現在の課題把握・分析の力量をどう上げるかがポイント

今求められているのは「自立的」な技能向上

外部の専門職と連携して、助言・指導を受ける。それにより、現場職員の技術力を上げて、日常的な栄養・口腔ケアの質を高めていく——２０１８年度改定では、こうした現場の「自律的」な技能向上を狙ったしくみが目立っています。

ここでいう「自律的」とは、その道の専門職による指導・助言がない間でも、自分たちで考えて職務をマネジメントできることを指します。その意味では、「限定された状況での技能」を学ぶだけでなく、その技能をあらゆる状況に応用できる力量が必要です。

具体的には、ケアの実技の前後にある、アセスメント↓計画↓「ここで実践」↓経過観察↓振り返り↓再アセスメント（ここで最初に戻る）の流れが重要になるわけです。

この流れをどこまで学べるか（あるいは、専門職からの指導・助言から引き出せるか）が、栄養・口腔ケアにおける連携のカギとなります。

栄養・口腔のケアにかかる「介護現場の自律性」が強化されつつある

例、施設系サービスでの口腔衛生管理加算

【改定前】
歯科衛生士が口腔ケアを実施
▼
【2018年度改定後】
歯科衛生士が直接ケアにかかわる回数を減らし（月4回から月2回へ）、介護職員への具体的な技術的助言・指導に重点を
▲
口腔衛生管理体制加算はあるが、専門的な口腔ケアを進めつつ、現場の「自律性」を高めることを狙った改定

例、通所介護での入所者の栄養管理

【改定前】
管理栄養士を1名以上配置して低栄養リスクのある利用者への栄養改善ケアを行なった場合の栄養改善加算のみ
▼
【2018年度改定後】
実際に栄養改善ケアを行なう前に、低栄養リスクのある利用者を把握するため、管理栄養士以外の介護職員でもできる栄養スクリーニングを実施
（栄養スクリーニング加算）

現場に「危機感」を持たせるための啓もうを

ここで、前項の事例を振り返ってみましょう。指導・助言で訪れた歯科衛生士は、人柄もよく、口腔ケアにかかる「基本的な技能」に関しては教え方もうまいのか、現場職員は楽しく学んでいます。

しかし、そこは学校での基礎教育現場ではありません。ホーム側が危惧しているように、利用者の重度化リスクが現在進行形で高まっている「離床の現場」です。

当然ながら、連携する専門職としては、その危機感を共有する必要があります。仮に、現場職員の方がその「危機感」に気づいていないとなれば、その部分での啓もうから入らなければなりません。学びの「取っつきやすさ」は大切かもしれませんが、そ

の先に「啓もう」というビジョンがなければ、連携のメリットは大きく削がれてしまいます。

現場入りの前に打ち合わせ。課題の共有を図る

では、助言・指導を受ける側として、「自律的」な技能向上に結び付けるために、専門職との連携ビジョンをどのように組み立てていけばいいのでしょうか。

当然ながら、必要になってくるのは、現場での指導・助言前の打ち合わせです。そこで、「今、この現場が直面している課題は何か」という点について、利用者側・職員側（もしくは組織側）・環境面のリスクをすり合わせていきます。

これらを整理する中で、先の「アセスメント」から始まる流れをどのように整えていくかというビジョンが浮かんできます。これをまず専門職と共有します。

もちろん、ビジョンの共有を図っても、専門職によっては狭い意味での技術的指導にとどまってしまうケースもあるでしょう。しかし、意識づけを図っておくだけでも、指導・助言を通じた「啓もう」の質は底上げされるはずです。

まとめ

●ケアの実技の前後で見すえた「啓もう」がなされることが大切
●現場が直面する課題について、事前のすり合わせを必ず行なう

栄養・口腔にかかる連携で必要なのは「現場の啓もう」

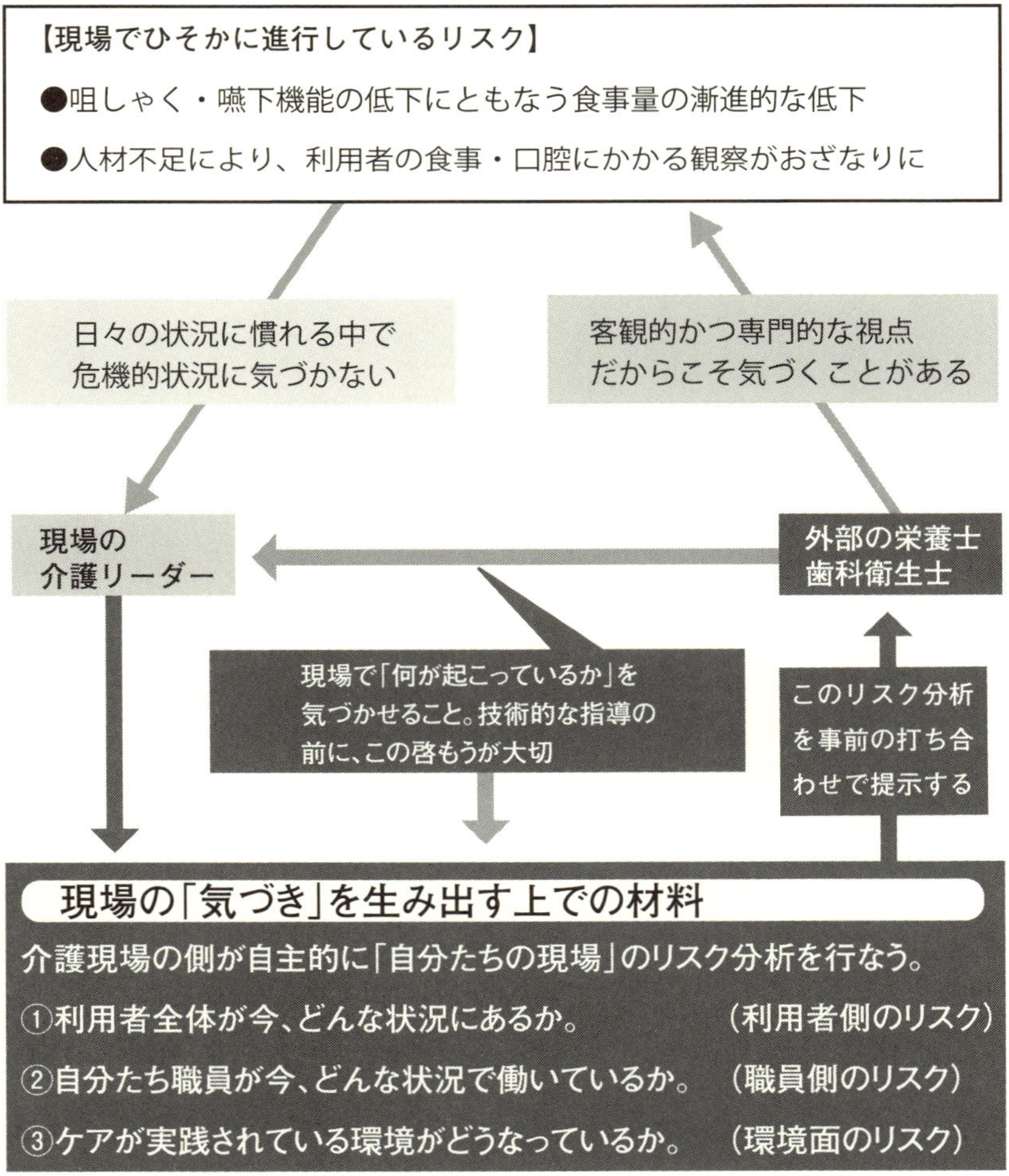
【現場でひそかに進行しているリスク】
●咀しゃく・嚥下機能の低下にともなう食事量の漸進的な低下
●人材不足により、利用者の食事・口腔にかかる観察がおざなりに
日々の状況に慣れる中で
危機的状況に気づかない
客観的かつ専門的な視点
だからこそ気づくことがある
現場の
介護リーダー
外部の栄養士
歯科衛生士
現場で「何が起こっているか」を
気づかせること。技術的な指導の
前に、この啓もうが大切
このリスク分析
を事前の打ち合
わせで提示する
現場の「気づき」を生み出す上での材料
介護現場の側が自主的に「自分たちの現場」のリスク分析を行なう。
①利用者全体が今、どんな状況にあるか。（利用者側のリスク）
②自分たち職員が今、どんな状況で働いているか。（職員側のリスク）
③ケアが実践されている環境がどうなっているか。（環境面のリスク）

3 栄養・口腔関連の連携の環境を見極める

◎日常のケアを「大切にする」視点が問われている

栄養・口腔ケアは、従来の業務にも内包されている

栄養・口腔の状態改善を図ることを目的に、2018年度を中心に設けられているしくみについて、主だったものを次ページに整理してみました。

これらは「加算」という形でインセンティブが図られています。しかし、利用者の栄養状態の改善、口腔ケアの徹底は、本来の介護業務に含まれたものであるはずです。

内包された業務が改めて強調されるということは、利用者の高齢化や重度化が進んでいるという一方、栄養・口腔ケアにかかる自立支援効果への研究が進んだことも大きな要因でしょう。だからこそ、栄養・口腔にかかる専門職のノウハウを介護現場に注入し、全体のレベルアップを図ることが強調されているわけです。

ここで注意すべきは、多くの介護現場で「すでにやってきた」ことであるゆえに、栄養・口腔ケアにかかる一定の業務習慣が築かれていることです。

栄養・口腔にかかる介護保険上の加算

栄養関連	口腔関連
●栄養マネジメント加算 入所者ごとに栄養ケア計画を作成し、継続的な栄養管理を行なう【施設サービス】	**●口腔機能向上加算** 口腔機能低下のリスクがある利用者に、口腔清掃の指導や摂食・嚥下訓練を行なう【通所介護・通所リハ】
●栄養スクリーニング加算 低栄養リスクのある利用者を把握し、ケアマネジャーに情報提供【通所介護】	**●口腔衛生管理体制加算** 歯科医師・歯科衛生士による介護職員への技術的助言・指導【施設・居住系】
●栄養改善加算 低栄養リスクのある利用者に対し、個別に栄養管理を行なう【通所介護・通所リハ】	**●口腔衛生管理加算** 歯科衛生士による利用者への直接ケアなど【施設系】

「役に立つが、実践が難しい」からくる距離感

そこに専門職の指導・助言が入って、「この部分をもう少していねいにやりましょう」となったとします。「ていねいにやる」ということは、利用者1人あたりにかかるケアの時間が増えるということです。

もちろん、訓練を積めばケアの効率化も可能でしょうが、そのレベルに至るまでの間、一時的にケアにかかる人員を手厚くしたり、シフトを改編する必要も出てきます。

その対応を、組織として計画的に進めることができないと、特定の職員の業務負担が増えるなど、それまでの職務の流れに混乱が生じかねません。

危険なのは、ここで「専門職のアドバイスは知識として役に立つが、実践するのは

難しい」という見切りが生じてしまうことです。その空気が蔓延する結果、介護現場と栄養・口腔の専門職との間の距離感が遠のきます。専門職としては「一生懸命指導・助言しているつもり」なのに、現場の反応が薄いということになるわけです。

この距離感が広がると、連携の効果が上がらなくなってきます。

現業務を棚卸し、連携を見すえた内部体制の改編を

ここで必要になるのは、連携の前に、今行なっている栄養改善や口腔ケアにかかる業務を棚卸しすることです。具体的には、日常業務の中で、これらのケアにかかっている時間や人員、内容がどうなっているか（記録作成などの手間も含む）ということです。

これらの記録やタイムスケジュールの状況などを整理し、連携前に専門職にチェックしてもらいます。そこで、「このあたりはもう少し手厚くする必要がある」という指摘があったなら、それをもとにシフトの組み換えなどを進めておきます。業務密度を上げるための「内部体制」を整えたうえで連携に移る——これを基本と考えたいものです。

まとめ

- **「してきた・しているケア」が連携によってどう変わるのか？**
- **連携の前に、シフト改編など内部体制を整えることが重要に**

外部の専門職による指導・助言が入る場合の「落とし穴」

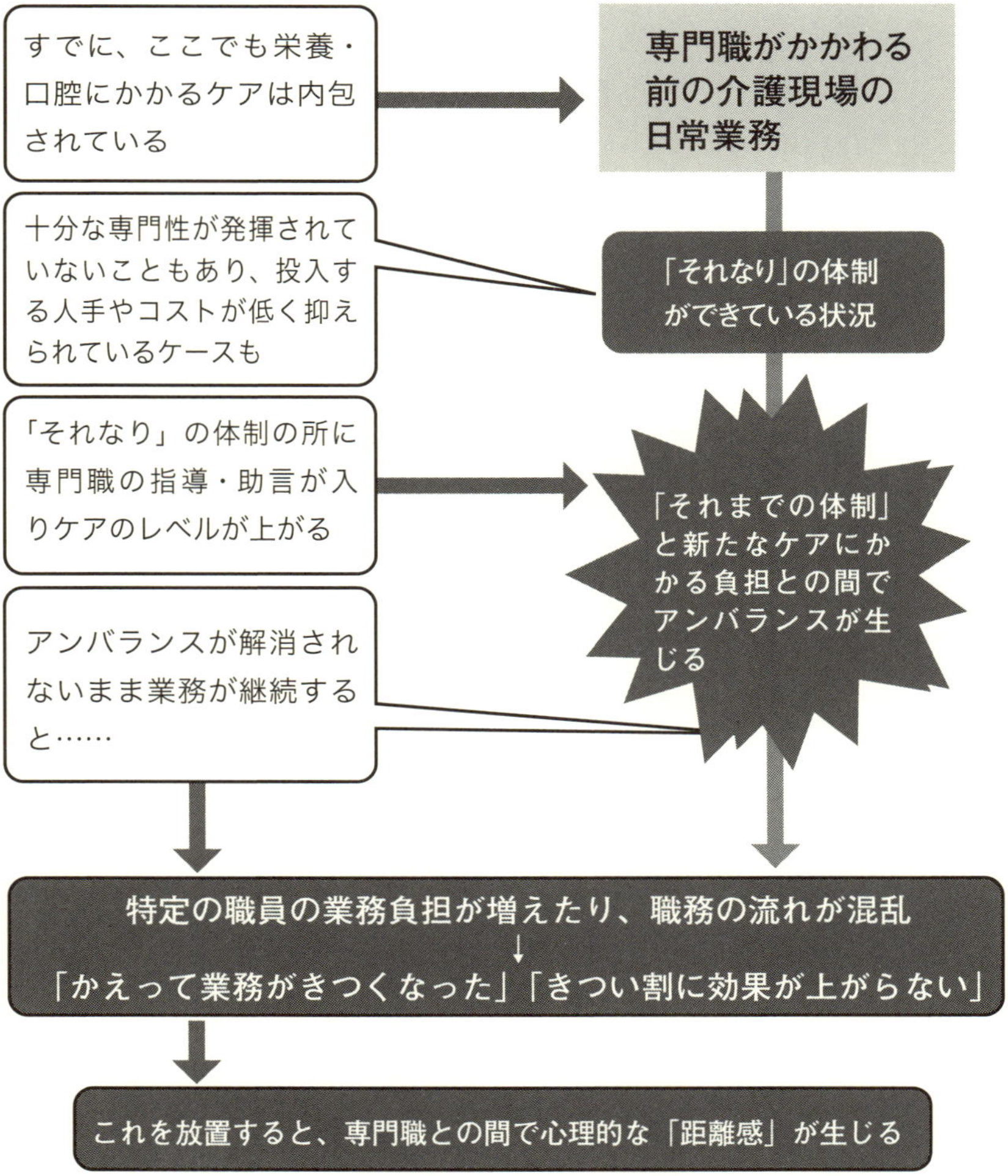
すでに、ここでも栄養・口腔にかかるケアは内包されている
専門職がかかわる前の介護現場の日常業務
十分な専門性が発揮されていないこともあり、投入する人手やコストが低く抑えられているケースも
「それなり」の体制ができている状況
「それなり」の体制の所に専門職の指導・助言が入りケアのレベルが上がる
「それまでの体制」と新たなケアにかかる負担との間でアンバランスが生じる
アンバランスが解消されないまま業務が継続すると……
特定の職員の業務負担が増えたり、職務の流れが混乱
↓
「かえって業務がきつくなった」「きつい割に効果が上がらない」
これを放置すると、専門職との間で心理的な「距離感」が生じる

4 栄養・口腔関連の専門職が抱えている課題

◎在宅・地域を中心とした訪問指導の機会などが増えている

栄養・口腔にかかる専門職のフィールドは？

国が進める地域包括ケアシステムにより、「重い状態でも在宅で過ごせるようにする」、あるいは「地域で暮らす高齢者の健康寿命をできるだけ延ばす」などの施策がますます強化されています。関連する制度も２０２５年に向けて、さらに拡充されるでしょう。

そうした中で、栄養ケアの専門職である栄養士・管理栄養士、口腔ケアを担う歯科衛生士などの業務フィールドも広がっています。対象者は重度者から予防の必要な軽度者まで、そして、在宅や地域での生活を支えるさまざまな資源の中で……となっています。

たとえば、管理栄養士で言うなら、医療・介護保険による訪問指導、介護現場における栄養改善の取り組みにかかる指導、地域の「通い」等の場での栄養指導（制度改正によって、保健事業と介護予防の一体的な実施も進みます）など。

さらには、在宅高齢者の栄養管理を支える「配食サービス」事業者と提携し、献立の監修等を行なうというケースも増えています。そうなった時、介護保険のケアチームの一員

たとえば、管理栄養士の業務のフィールドは？

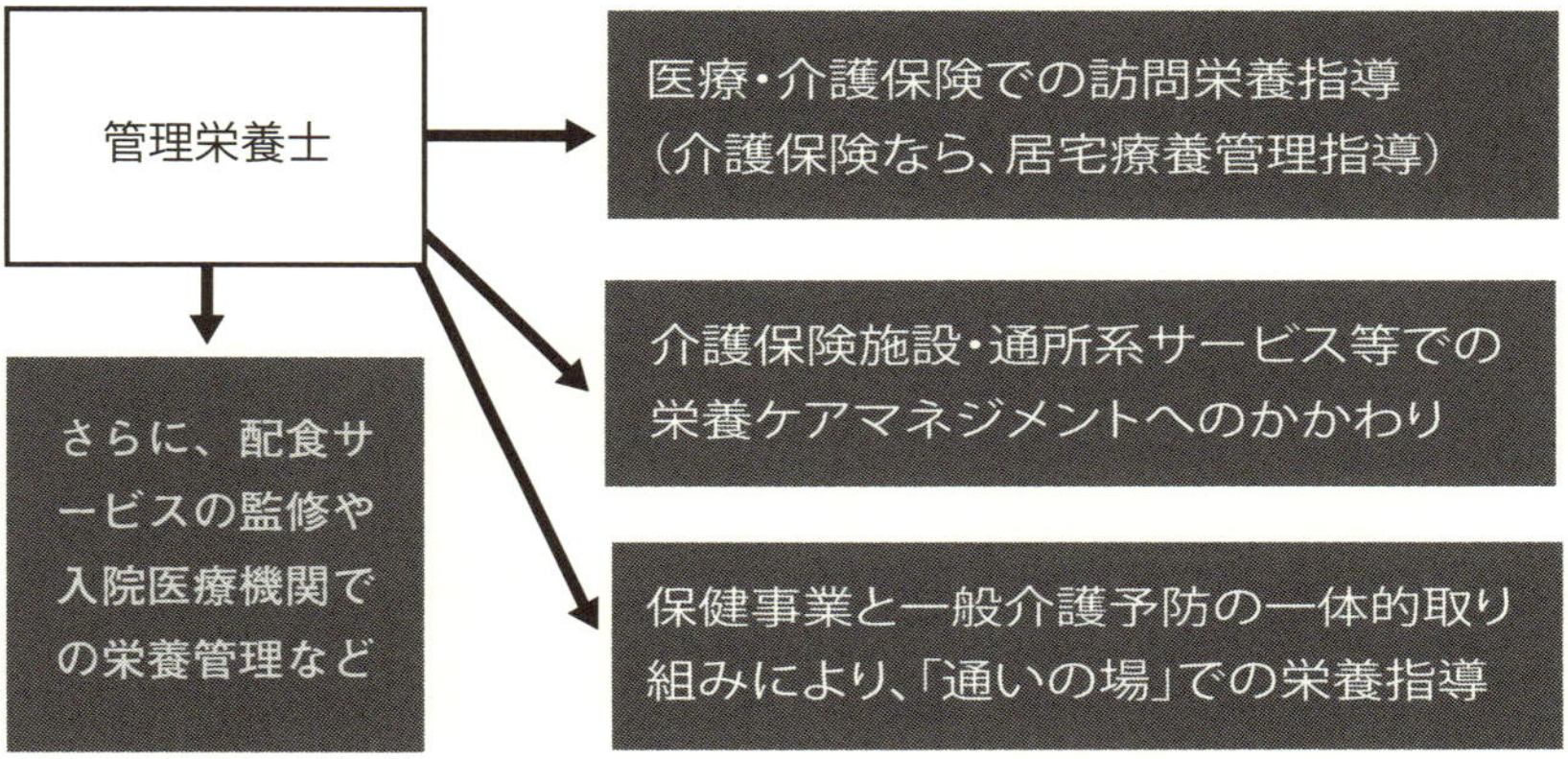
管理栄養士
医療・介護保険での訪問栄養指導（介護保険なら、居宅療養管理指導）
介護保険施設・通所系サービス等での栄養ケアマネジメントへのかかわり
保健事業と一般介護予防の一体的取り組みにより、「通いの場」での栄養指導
さらに、配食サービスの監修や入院医療機関での栄養管理など

としてサービス担当者会議などへの出席も増えてくるでしょう。

その人の地域での生活を頭に入れた指導が必要に

こうした環境変化の中で、栄養・口腔関連の専門職は、対象となる高齢者が「地域でどのような生活をおくっているか」に関心を持たざるを得なくなっています。

栄養管理で言えば、「家での栄養摂取の状況がどうなっているか」だけでなく、外食などを含めたカロリー摂取の状況、日常的な生活行為を通じてどれくらいのカロリー消費を行なっているかなど、その人の地域での「している生活」の習慣が大きくかかわってきます。

それらを頭に入れたうえで、具体的な栄養指導などに反映させていくことが、当事者の「具体的にどのような生活をおくればいいいか」という実感に落とし込めるわけです。口腔ケアについても、介護サービス等がかかわっていない場合の「自分でできる方法」について、その人の生活状況などから適した方法を指導することが大切です。場合によっては、洗面台回りなどの環境改善にかかる指導・助言も必要になるでしょう。

介護側からの情報提供が、実はますます重要になる

こうした本人の日常生活にかかる状況は、人間ですから常に変化したり、生活上のさまざまなイベントによって習慣化が途切れたりすることもあります。

つまり、その人の日常の中から、栄養・口腔の状態に影響を与える情報について、さまざまな方向から情報を得ることが必要になるわけです。

その情報の提供先となるのが、介護現場です。実際に「その生活」を見ていない間の状況でも、本人や家族とやりとりする中で情報を得ることもできるでしょう。

まとめ

- **栄養士・歯科衛生士の活躍する範囲はますます広がっている**
- **対象者の地域生活についての情報が、的確な指導には欠かせない**

栄養・口腔関連の専門職にとって「悩みの種」は？

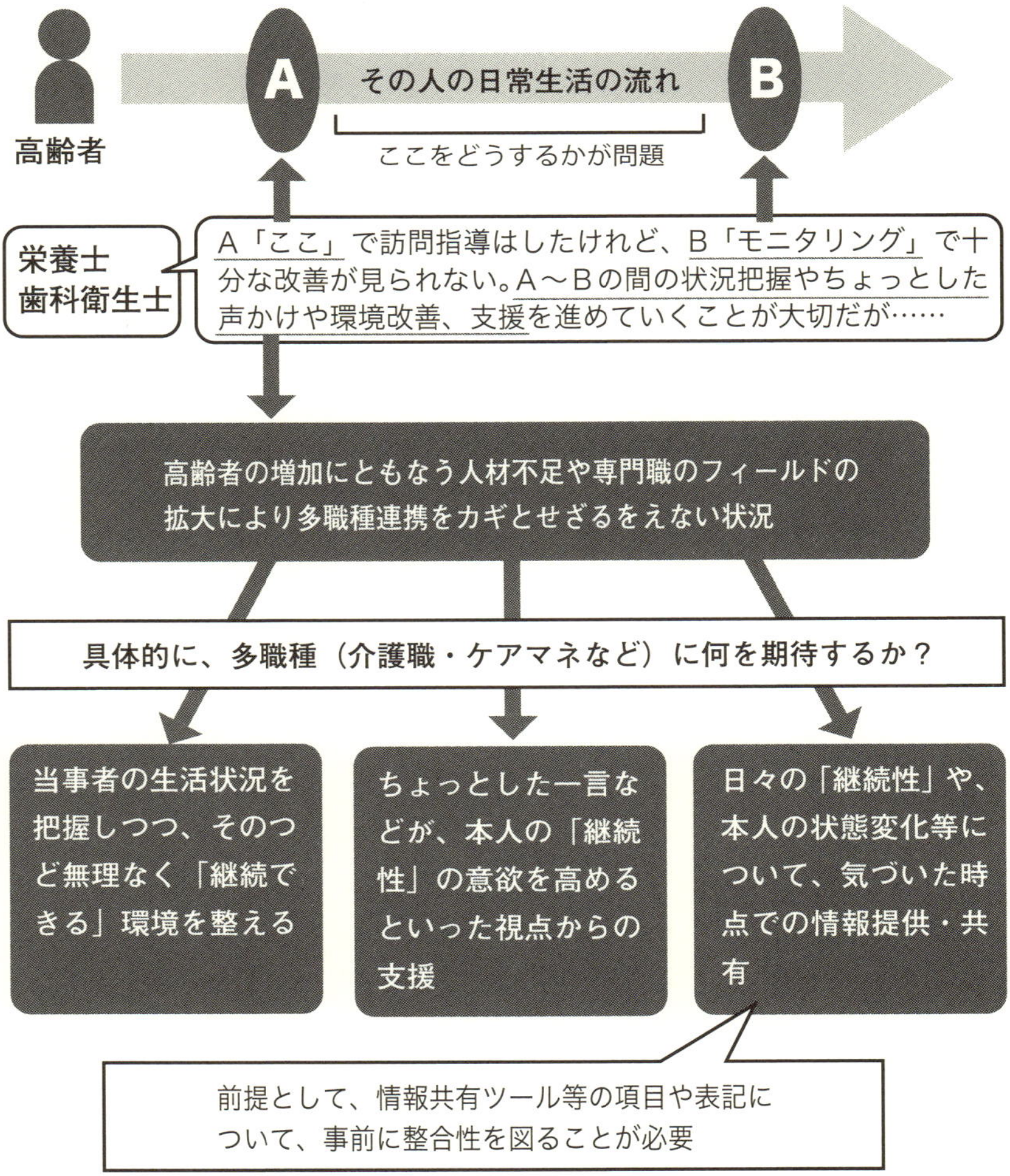
高齢者
A
その人の日常生活の流れ
B
ここをどうするかが問題
栄養士
歯科衛生士
A「ここ」で訪問指導はしたけれど、B「モニタリング」で十分な改善が見られない。A～Bの間の状況把握やちょっとした声かけや環境改善、支援を進めていくことが大切だが……
高齢者の増加にともなう人材不足や専門職のフィールドの拡大により多職種連携をカギとせざるをえない状況
具体的に、多職種（介護職・ケアマネなど）に何を期待するか？
当事者の生活状況を把握しつつ、そのつど無理なく「継続できる」環境を整える
ちょっとした一言などが、本人の「継続性」の意欲を高めるといった視点からの支援
日々の「継続性」や、本人の状態変化等について、気づいた時点での情報提供・共有
前提として、情報共有ツール等の項目や表記について、事前に整合性を図ることが必要

5 栄養・口腔関連職の課題を見すえた連携ビジョン

◎何気ない生活状況の中で、常に栄養・口腔について意識する

前項で述べたように、栄養・口腔にかかる専門職は、介護現場が日常的に把握している情報を（介護側が思う以上に）欲しています。では、単に介護現場での出来事などを提供すればいいかというと、そこで2つの問題が生じがちです。

やや長い目で見た「生活の変化」も加えたい

1つは、介護側が「提供しよう」とする情報と、栄養・口腔関連の専門職が「欲しい」と考えている情報との間にズレが発生することです。

食事の摂取量や咀しゃく・嚥下の状況についての情報ならば、介護現場としても「提供することが必要」というのは誰でもわかるでしょう。問題は、生活サイクルなどにちょっとした変化が生じ、それが先々の栄養・口腔の状況に影響を与える可能性です。

たとえば、猛暑の時期に外出を控えて、家で傾眠状態が増えたとします。それが昼夜逆転などにつながれば、やがて食の進み方などに影響を与えることがあります。

栄養・口腔関連の専門職との「情報共有」上の課題

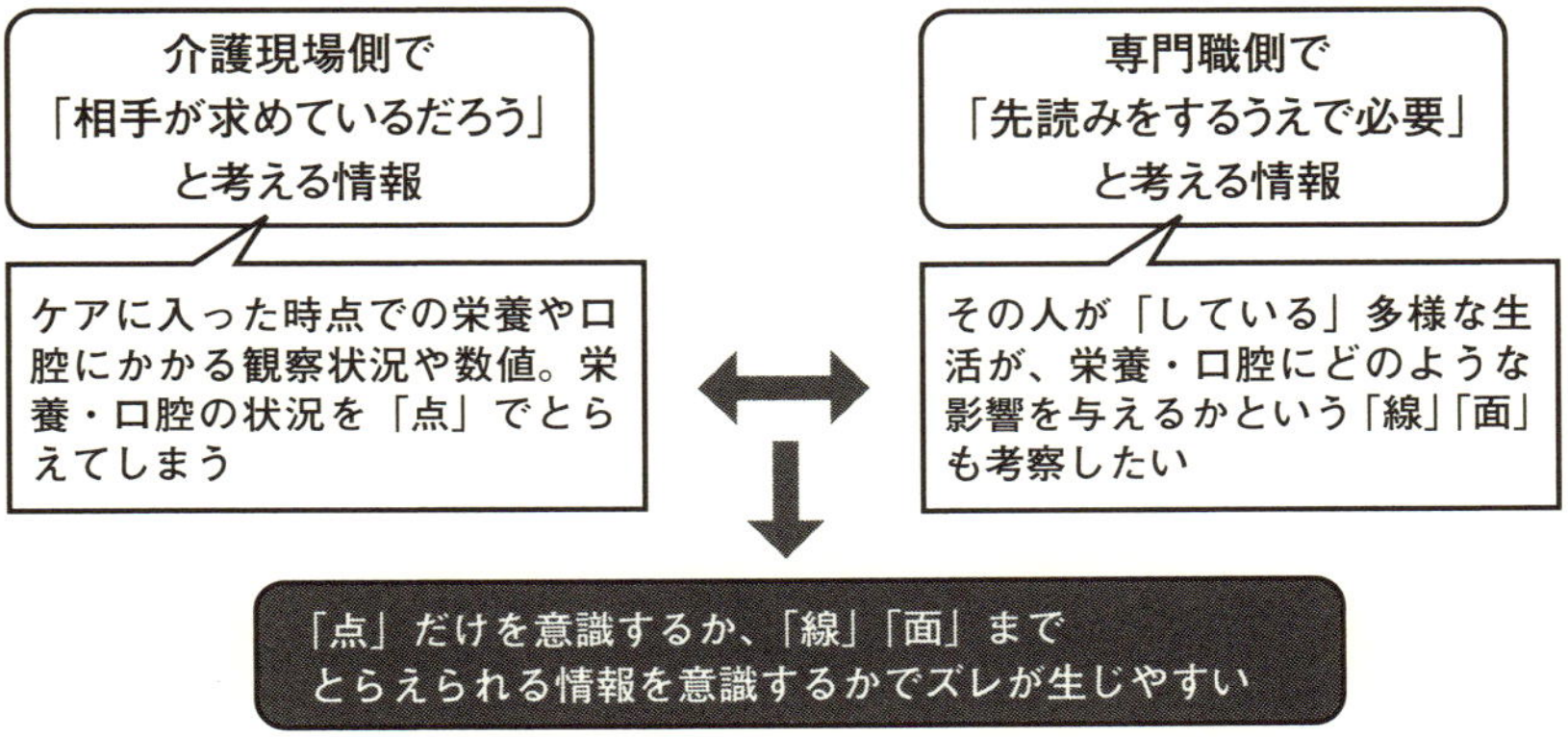
介護現場側で
「相手が求めているだろう」
と考える情報
ケアに入った時点での栄養や口腔にかかる観察状況や数値。栄養・口腔の状況を「点」でとらえてしまう
専門職側で
「先読みをするうえで必要」
と考える情報
その人が「している」多様な生活が、栄養・口腔にどのような影響を与えるかという「線」「面」も考察したい
「点」だけを意識するか、「線」「面」まで
とらえられる情報を意識するかでズレが生じやすい

こうした、やや中長期的に見た生活上の変化について、「以前と比べてどうなのか」という情報提供がなされれば、予防的な対処につなげることもできるでしょう。

「周辺」にある事象をどこまで拾えるか

2つめの問題は、情報提供の方法です。

栄養状態で言えば、介護現場から提供されるのは、体重や皮膚の状況、食事量を「1つの器につき何分の何だけ摂取した」といった形になることが多いかと思われます。

また、口腔の状態で言えば、口腔内の乾燥状態、歯茎の出血や腫れ、入れ歯の具合など、口腔ケアを通じて「気づいたこと」が中心になってくるでしょう。

しかし、専門職としては、一つひとつの

情報提供について「もう少し付け加えてほしい」と考えるケースがあるかもしれません。

たとえば、体重について言えば、「それは1日のうちのいつ頃測定されたものなのか」、「定時での測定になっているかどうか」という具合です。食事についても、食事量だけでなく、食べる順番やかかった時間、姿勢など。これによって、その後の食事量がどうなっていくかという予測につながる情報となります。

各専門職との視点を「実地」ですり合わせていく

こうした情報の「溝」を解消するには、やはり事前のすり合わせが求められます。

つまり、「利用者の栄養・口腔の状況」について、各専門職はどこを見ているのか、介護現場で特に見落としがちな部分はどこにあるのかということです。

その際、ただすり合わせるだけでなく、「実地」を絡める機会があるとベターです。

たとえば、利用者の食事状況を一緒に見る（ミートラウンド）の機会などを通じ、食べ方や嚥下に際しての喉の動き方などを確認し合うというやり方も望まれます。

まとめ

●各専門職が「求める」情報と「提供」情報の誤差に気づきたい
●誤差を埋めるには、現場で一緒に観察を行なう機会が有効に

介護職・ケアマネジャーとして、どのような情報提供を意識する？

利用者の現時点での栄養・口腔にかかる情報

↓

いわゆる「点」の情報

●栄養なら…体重変化・皮膚や体形の変化・食事摂取量・1回の食事で何を摂取しているか、など
●口腔なら…口腔内の乾燥・口臭・歯茎の出血や腫れ、入れ歯の状況、その他口腔ケアに際しての気づき、など

＋

前後の時間軸を頭に入れた、いわゆる「線」の情報

●栄養なら…近未来的に「食欲が低下する」要因（環境変化や生活サイクルの変化など）はないか
●口腔なら…拘縮や可動域などの状況、あるいは家族状況により、自身・家族による口腔ケアの自立に変化はないか

＋

周辺の状況にも配慮した、いわゆる「面」の情報

●栄養なら…食事の際の姿勢、摂取の時間帯・速度、（認知症などによる）食事への関心等の変化はないか
●口腔なら…口腔ケアに際しての態度・意向、水分補給時の嚥下状況、普段の口の動かし方などに変化はないか

↓

点・線・面の三位一体での情報提供を意識したい

栄養・口腔にかかる専門職は医療情報をすでに入手していることも多く、その「医療情報」への裏づけ・肉付けとして、生活上の点・線・面の情報が「非常に役に立つ」ということもある

6 栄養・口腔関連職が「ありがたい」と思う連携

◎利用者の過去の生活歴を意識するだけで、連携がうまくいく⁉

これから先の予測という視点での連携が大切

栄養・口腔にかかる専門職に限りませんが、彼らは「今の状況」だけでなく「これからどうなっていくか」という予測を立てていくことを意識しています。

となれば、連携する介護現場としても、目の前の人が「これからどうなっていく可能性があるのか」、「変化を引き起こすリスクはどこにあるのか」を常に意識することが必要です。その中から気づいたことこそ、連携相手を動かすポイントと言えます。

もちろん、これから起こることを予測するのは難しく、根拠に乏しい予測は誤った判断につながる危険もあります。ここで述べるのは、「予測の的中率を上げる」ことではありません。あくまで「その人のどこに着目するか」というヒントを見つけることです。

そのヒントの見つけ方とは？　まず、その人の生活歴（元気だった頃に「していた生活」の姿）をきちんと把握し、その情報を常に確認・更新することです。

利用者の「生活歴情報」は、栄養・口腔ケアでも重要

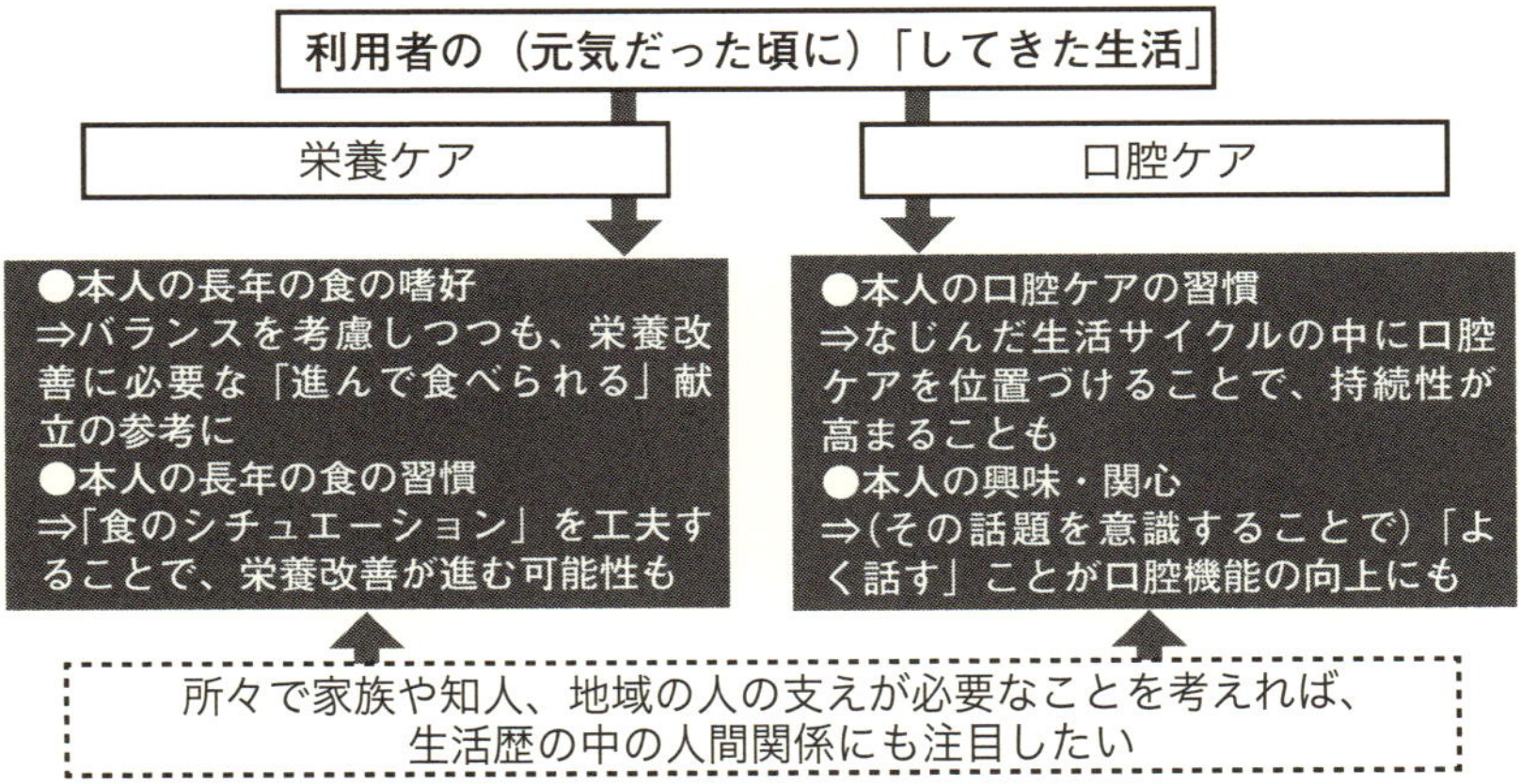
利用者の（元気だった頃に）「してきた生活」
栄養ケア
口腔ケア
●本人の長年の食の嗜好
⇒バランスを考慮しつつも、栄養改善に必要な「進んで食べられる」献立の参考に
●本人の長年の食の習慣
⇒「食のシチュエーション」を工夫することで、栄養改善が進む可能性も
●本人の口腔ケアの習慣
⇒なじんだ生活サイクルの中に口腔ケアを位置づけることで、持続性が高まることも
●本人の興味・関心
⇒（その話題を意識することで）「よく話す」ことが口腔機能の向上にも
所々で家族や知人、地域の人の支えが必要なことを考えれば、生活歴の中の人間関係にも注目したい

「今は栄養管理できている」からOKなのか

人の人生は「点」ではなく「線」で続いています。たとえば、過去の生活歴と今の生活状況を「線」でつないだ時、「どんな部分が変わってきているのか」を把握することはできるでしょう。

となれば、その人の生活がこれから先に「どうなっていくか」についても、その「線」上に浮かび上がることになります。

栄養・口腔の状況で、具体的に考えてみましょう。Aさんは、昔はとてもグルメで地域の和食店で「おいしいもの」を食べることを趣味にしていた——とします。

しかし、糖尿病による食事制限とともに、歩行機能の低下で外に出る機会も減り、「好きだった外食機会」はほとんどなくなりま

した。もっとも、今はカロリー管理を行なった配食のお弁当はしっかりと食べています。果たして「だからOK」となるでしょうか。

その人の大切にしているものを連携で実現する

Aさんにしてみれば、「いつかは、たとえ少しの機会でも再びおいしいものを楽しみたい」と考えているかもしれません。そして、テレビのグルメ旅の番組などを熱心に見ているシーンがあれば、本人にとって「それはとても重要」ということに気づくはずです。

それを「見なくなった」とすれば、「グルメはあきらめた」という心理が生じている可能性があり、その後に大きな意欲低下（食欲低下も）が訪れることも懸念されます。

この「気づき」をもとに、担当栄養士にAさんの生活歴と今の状況を伝えます。そこで、「グルメ」を復活させることを想定した、栄養ケア計画などを考えることができるかもしれません。栄養士にしても、今の栄養管理が本人の意欲に基づいているなら、これからの栄養状態の悪化を防ぐために何が必要かを考える機会となるわけです。

まとめ

●栄養・口腔ケアで特に大切となるのが「これから先」の予測
●本人の先々の生活意欲の向上を、連携相手との共有目標とする

たとえば、ケアマネジャーが管理栄養士に出す「助け舟」

利用者は糖尿病で、日々の食事にかかる指導が必要

↓

管理栄養士による栄養指導や配食サービスの監修

↓

本人：栄養指導が必要なのはわかるけど、本当は昔から好きな「焼肉」を週1回でいいから食べたいのだが…。毎日の食事が何か味気ないし、楽しくない

家族：配食サービス以外は、私が指導をもとに作らないと。ちょっと面倒だし、主人が食事をおいしそうに食べないので、張り合いがない。続けられるだろうか

日々の栄養管理について、将来に向けた継続性に不安が生じることも

↓

ケアマネジャーとしては……

好きな「焼肉」を、週1回でも食べられる機会が持てれば、日々の生活管理への意欲も高まるかも

↓

特定の「焼肉店」に通うというシチュエーションが好きという話も聞いた。つまり、「焼肉店」でも（料理選択次第で）栄養管理ができる方法もあるか？

家族が調理に苦労しない「糖尿病」の人向けの献立づくりの工夫などはないだろうか

↓

奥様は昔から料理本を見ながら、調理するのが好き。「糖尿病」の人向けの料理本で、読んで楽しいものがあれば、提案してあげたいのだが

管理栄養士との情報交換の入口として意識

7 栄養・口腔の専門職連携で試したい「潤滑油」

◎介護予防教室などで発揮する「技」に接し、楽しんで学ぶ

地域の高齢者向けの普及・啓発アイデアは「使える」

管理栄養士や歯科衛生士は、もともと地域の介護予防教室などに講師として派遣されるケースが多く、そして今はその頻度が高まっています。

そうした場では、地域の高齢者などを相手に「日常で簡単にできる栄養管理や口腔機能の向上」についてレクチャーを行なうことになります。当然ながら、ごく一般の素人でも「わかりやすく、試しやすい」工夫などが求められるわけです。

たとえば、栄養管理であるなら、毎日の生活に必要な栄養素を語呂合わせで覚えたり、食材イラストを用いて栄養クイズなどを出すといった方法が見られます。

口腔機能の向上なら、舌の動きを滑らかにする早口言葉、歯ブラシの上手な使い方について、やはりクイズ形式で知識を伝えるといった具合です。

つまり、管理栄養士や歯科衛生士は、こうした普及・啓発のための「技」や「アイデア」をたくさん持っているわけです。これは、介護現場でも活用できるでしょう。

栄養・口腔関連の専門職が持っている「啓発の工夫集」（例）

栄養ケアに関するもの

●栄養バランス修得の献立パズル
⇒個々の食材をパズルのピースにして、理想の献立をシミュレーションできるゲーム
●栄養素間違い探し
⇒６大（もしくは７大）栄養素の図から「間違い」を探すクイズ

口腔ケアに関するもの

●口腔機能を高める早口言葉
⇒口腔機能の向上に効果があるとされる毎日できる早口言葉
●嚥下体操
⇒食事前に嚥下機能を高めるため、歌や音楽に合わせてできる簡単な体操

タブレット上でできるゲームやＤＶＤも出ているので、そうした情報のレクチャーを専門職に求めてもＯＫ

介護側が「面白い」と思ってくれることが教え甲斐に

そこで、日々の連携の合間に、「ご利用者に楽しみながら学んでもらえるような工夫はありませんか?」と尋ねてみます。

専門職というのは、難しい知識をレクチャーすることも責務として負っていますが、たまにはこうした「息抜き」的な知識を現場や利用者に伝授するというのが、他者とのコミュニケーションに必要ということを理解しています。

そのため、連携相手と肩の力を抜いてやりとりする場合に、最適なツールとなるわけです。伝授された介護職側が「面白い」と思ってくれれば、それだけ現場に普及す

る可能性も高まるわけで、相手としても教え甲斐があるというものでしょう。

「なぜその職務に就いたか」の思い入れを聞いてみる

こうしたアイデア・ツールを介して相手との距離感が縮められたら、カンファレンスの合間や休憩時間、オフでの食事会などの機会に、意識したいことがあります。それは、「なぜ、管理栄養士（歯科衛生士）になったのか」という動機を聞くことです。

もちろん、医師や看護師などあらゆる専門職は、その職務に就いた背景にさまざまな動機があります。しかし、世間一般では、医師や看護師、リハビリ職という職業に比べ、栄養士や歯科衛生士という職業はまだ十分に周知されていません。

そうした中、「なぜその職業に就いたか」について、他者に質問されることが新鮮であるとともに、「きちんと説明したい」という意欲が比較的高かったりします。

そのあたりの職務に対する「思い入れ」をちょっと探ってみることは、相手との距離感を縮めるうえで意外に有効な手段となります。試してみてはいかがでしょうか。

まとめ

●地域の介護予防教室で使っている「技」を教えてもらう
●栄養・口腔ケアの職務に就いた動機を尋ねてみるのも一手

栄養・口腔関連の専門職と「近づき」になるためのフロー

専門職から栄養・口腔にかかる指導・助言を受ける

↓

介護現場の職員：ご指導いただいたケアの実践ですけれど、ご利用者が、自分で、日常的に続けられるようにするための工夫などはありませんか？

↓

専門職側：159 ページで示したようなアイデア

↓

介護現場の職員：先だって教えていただいたアイデアを、ご利用者にやっていただいたところ、大変喜ばれました。その後も、毎日こんな具合に続けられているそうです

↓

当事者が確実に「実践・継続している」という実績が大切。その「ケアの効果」を具体的な指標で示したい

↓

「ケアの効果」について、合同カンファレンス等で振り返り。相手も「効果」が上がってほっとしている中で、気持ちがやわらいでくる。その際の休憩やオフ会などで……

↓

介護現場の職員：この間のようなアイデアは、どこで考案・修得されたのですか？ ➡ 話の流れで、相手のキャリアについも「自分も将来勉強したいので」などと尋ねてみる

5章コラム

薬剤師・栄養士もオンライン指導の時代へ

調剤時のオンライン服薬指導が間もなく解禁!?

医療では、「オンライン診療」がすでに可能となっています。

では、それ以外の職種に関してはどうでしょうか。

まず薬剤師ですが、調剤後のフォローアップ（患者の薬剤の使用状況の把握など）については、オンライン（テレビ電話等）の活用は現在でも可能です。

調剤時の服薬指導では認められていませんが、ただし、国家戦略特区において、2016年９月から離島・へき地等など一部の地域では可能となっています。これを全国でも可能とするための改正法も、国会で審議されています。

ごく近い将来、薬剤師と患者のやり取りは、「テレビ電話」が主流になるかもしれません。

栄養士によるオンライン栄養指導のモデル事業も

一方、栄養士によるオンラインでの栄養指導についても、一部の地域でモデル事業が始まっています（沖縄栄養士会の事業）。

これは、離島診療所の医師の指示により、管理栄養士がwebカメラを使用して、特別な栄養管理が必要な人を対象に30分から１時間程度の栄養指導を行なうというものです。

画面上で「食品モデル」などを示すケースもあるため、大きな画面のテレビ電話が必要などの課題はあります。

ただし、こうした取り組みが広がっていけば、オンライン栄養指導も急速に普及していきそうです。

介護現場としても、オンラインの服薬・栄養指導が将来的に広がることを想定した専門職との連携ノウハウを考えておきたいものです。

第6章

【応用編⑤】対行政・包括等との連携では複雑化した課題解決をめざす

1

行政・包括等連携で介護現場を悩ませるケース

◎実例・なぜ行政・包括等の機関とうまくやれないのか？

包括主催の地域ケア会議。行政の担当者も参加

Ａ地区の地域包括支援センター（以下、包括）では、２週間に1度、地域ケア会議が開催されています。包括の職員はもとより、地域の多職種、そして行政の介護保険担当部署の職員も参加し、個別ケースの検討を行ないます。

その日、ケアマネジャーのＴさんが、事例提供を行ないました。

その事例とは、一人暮らしの高齢者で、持病の神経痛があるため家事が難しく、訪問介護を利用しているというケースです。通所系サービスは、本人が「人見知りするので、そういう場所には通いたくない」という意向が強いために利用していません。

最近、認知症が進んできて、ヘルパーが訪問しても「家に入れてくれない」ということがたびたび起こるようになりました。ベランダには整理されていないゴミが放置され、異臭もするので、近隣住民から行政に相談が行ったこともあります。

地域ケア会議の構成はどうなっているか？

包括レベルでの地域ケア個別会議

個別ケース（困難事例等）の支援内容を通じ、
①地域支援ネットワークの構築
②高齢者の自立支援に資するケアマネジメント支援
③地域課題の把握などを行なう

【参加者】
包括職員、医療・看護職、リハビリ職、介護福祉士、
ケアマネジャー、社会福祉士など

行政職員は（会議の内容を把握して、地域課題の集約に活かすなど）オブザーバー的な参加が多いが、随時のフィードバックが求められる（つまり、単なるオブザーバーと位置づけないことが大切）

赴任したてのだんまり行政、突っ込み専門の包括

さて、参加者の一人である行政担当者は、別部署から異動してきたばかり。しかも、一般職採用で介護や福祉、医療についての知識はほとんどありません。

本人は「皆さん（地域ケア会議に参加する多職種）から学ばせていただく」と謙虚な姿勢でのぞんでいるのですが、言ってしまえばオブザーバーに徹する状態です。

困難ケースなどについて、会議の場で「行政にこんなことをお願いできないか」という申し出があっても、「持ち帰って検討します」と言うだけです。

対して、包括の担当者（主任ケアマネジャー）は、率先して会議を引っ張る意欲

が満々です。それはいいのですが、「（事例提供者への）突っ込み」に際限がありません。

先のケースでも、「サービス拒否は、認知症が進んだからなのか。他に原因があるのでは。そのあたりをサービス担当者とよく話したか。また、神経痛の痛みの管理について主治医と情報共有できているか」と矢継ぎ早に質問が飛び出してきます。

専門職から助け舟。しかし、どうにも釈然としない

Tさんとしては、「すみません。確認できていません」とか「これから対応します」と答えるばかり。包括の担当者は、「まずはそこからですね」とため息交じりに言い、行政の担当者は相変わらず腕組みをしたまま、じっとやり取りを聞いているだけです。

さすがに見かねたのか、参加医師（認知症専門医）から「私から、神経痛の主治医と話をしてみましょう。こうしたケースでのゴミ整理対応に慣れたボランティア団体も知っているので、ご紹介しましょう」と助け舟が出されました。

Tさんはその医師に感謝しましたが、どうも釈然としていません。

まとめ

- **「地域課題の解決」につなげるのが地域ケア会議の役割だが**
- **行政・包括ともに、それぞれの役割が果たせているかどうか**

行政・包括の担当者が、「地域ケア会議」でとってしまいがちな立ち位置

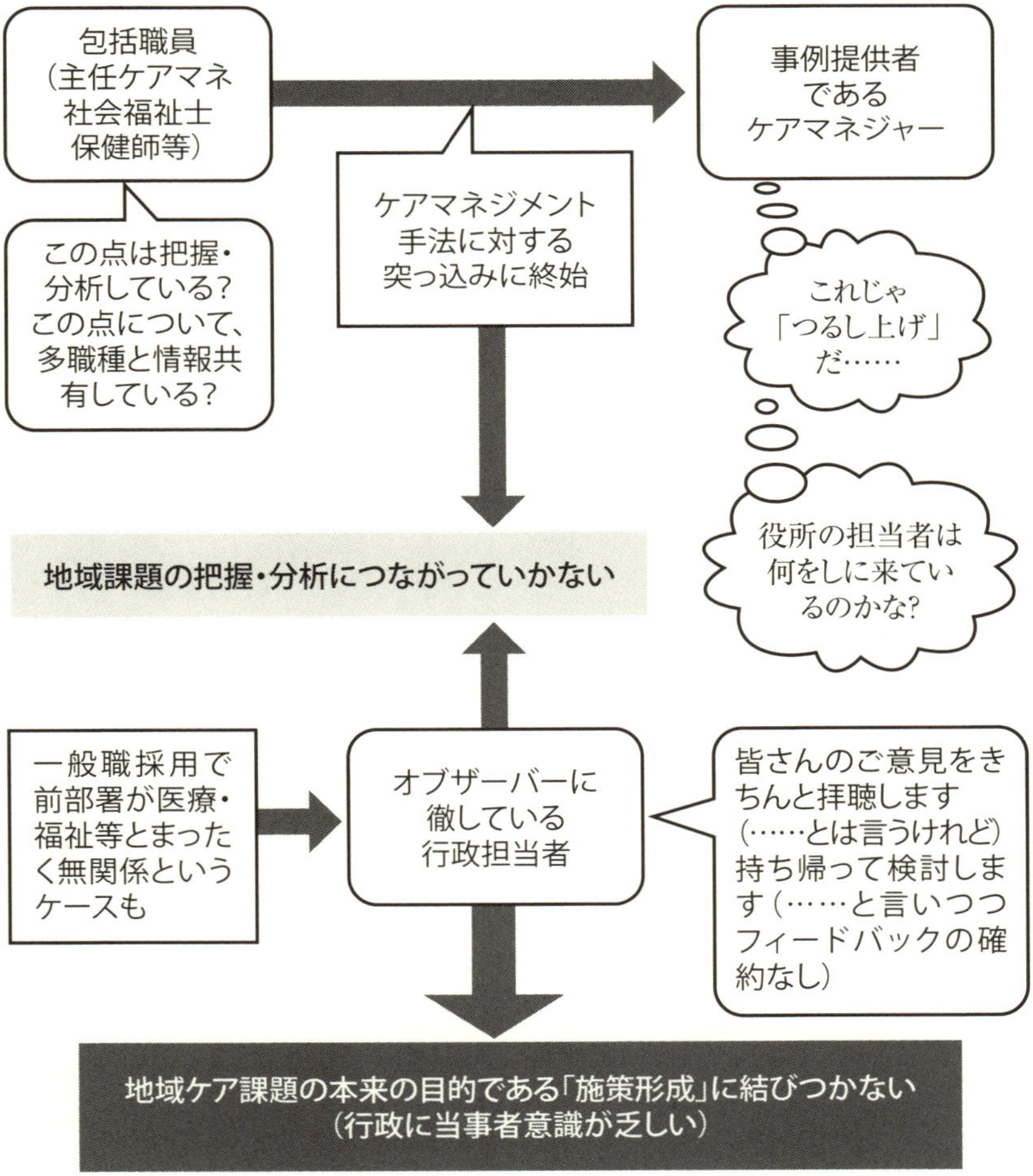

2 行政・包括等連携の「困った」をどうする？

◎専門職同士の連携で、行政・包括を育てるという意識も

依然として「地域ケア会議」の質にはバラつきあり

２０１８年度から、市町村に対して、介護保険の保険者機能を強化するためのインセンティブ交付金制度が施行されています。交付金額の決定に向けては、保険者の取り組みにかかる評価指標が設けられ、その総合点数に応じるしくみとなっています。

その評価指標の中には、地域ケア会議の開催についての項目もあります。

地域ケア会議については、国も開催の好事例などを示しています。しかし、まだまだ地域によって会議の質自体にバラつきがあるのが現状です。

行政・包括の中で「軸」の定まりがないことが問題

前項の実例では、①行政（保険者）側の担当者が、当事者意識を持って課題解決に向かうという機能を十分に果たしていない。②主催者の包括側が、いわゆる「ケアマネ側の問題点指摘」に終始して、建設的な議論につながらない、という光景が見られます。

保険者機能強化推進交付金(インセンティブ交付金)を決定する「地域ケア会議」の評価指標(例)

指標	点数	備考
地域ケア会議が発揮すべき機能、構成員、スケジュールを盛り込んだ開催計画を策定している	10点	開催頻度の多寡は問わないが、5つの機能(※)について、計画上で何らかの内容を盛り込むことが必要
多職種と連携して、自立支援・重度化防止等に資する観点から個別事例の検討を行ない、対応策を講じている	10点	対応策とは、●課題の明確化、●長期・短期目標の確認、●優先順位の確認、●支援や対応及び支援者や対応者の確認、●モニタリング方法の決定など
個別事例の検討件数の対受給者割合(全保険者の上位①3割、②5割)	①10点 ② 5点	半年間で集計
個別事例について、その後の変化等をモニタリングするルールやしくみを構築・実行している	10点	個別事例の検討を行なった後の「フォローアップ」のルールを問う指標
議事録や決定事項を構成員全員が共有するためのしくみを講じている	10点	しくみの概要を報告書にまとめる

※「5つの機能」とは…①個別課題の解決、②地域包括支援ネットワークの構築、③地域課題の発見、④地域づくり・資源開発、⑤政策の形成を言う

いずれも、「こういう会議はNG(と国も指摘している)」ケースですが、行政や包括の意識レベルによっては、依然として同様の会議進行が見受けられます。

事例提供を行なうケアマネジャーとしては、「何のために忙しい合間をぬって参加しているのか」となるでしょう。

問題なのは、「何のために地域ケア会議をするのか」という軸が、行政・包括の中で定まっていないことです。「何のため」というのは、当然ながら「多様な地域課題の解決に結びつけていく」ことです。

この点を考えた時、主催する包括は「ケアマネジャーからの事例提供や多職種からの意見」を、貴重な財産として受け取るという意識が欠かせません。行政担当者は、

よりよい地域づくりを手がけていく「当事者」としての参加意識が必要です。

「行政の意識が低いから仕方ない」では済まない

残念ながら、実例での行政・包括は、ともにこの意識が徹底的に欠けています。

しかし、よりよい地域づくりの当事者となるという点では、ケアマネジャーをはじめ参加する多職種も同じ立場です。「行政・包括の意識が低いのだから仕方ない」というだけでは、専門職としての使命を果たすことはできません。

では、どうすればいいのでしょうか。必要なのは、参加する多職種側が横の連携をもってスクラムを組み、行政・包括を育て導いていくという意識です。

「自分たちがなぜそんなことまで」と思うかもしれませんが、行政・包括を「自分たちの目線」に揃えることができなければ、（たとえば行政などは）実地指導等の権限を持つという点で、日々の業務でさまざまな「溝」が生じることになります。

この風土を改革していくことは、自分たちの業務風土の改善にもつながるわけです。

まとめ

- **専門職連携で、行政・包括を育て導くというビジョンが必要**
- **行政・包括の意識改革が、介護現場の業務風土の改善につながる**

行政・包括の担当者のどこに問題があるのか？

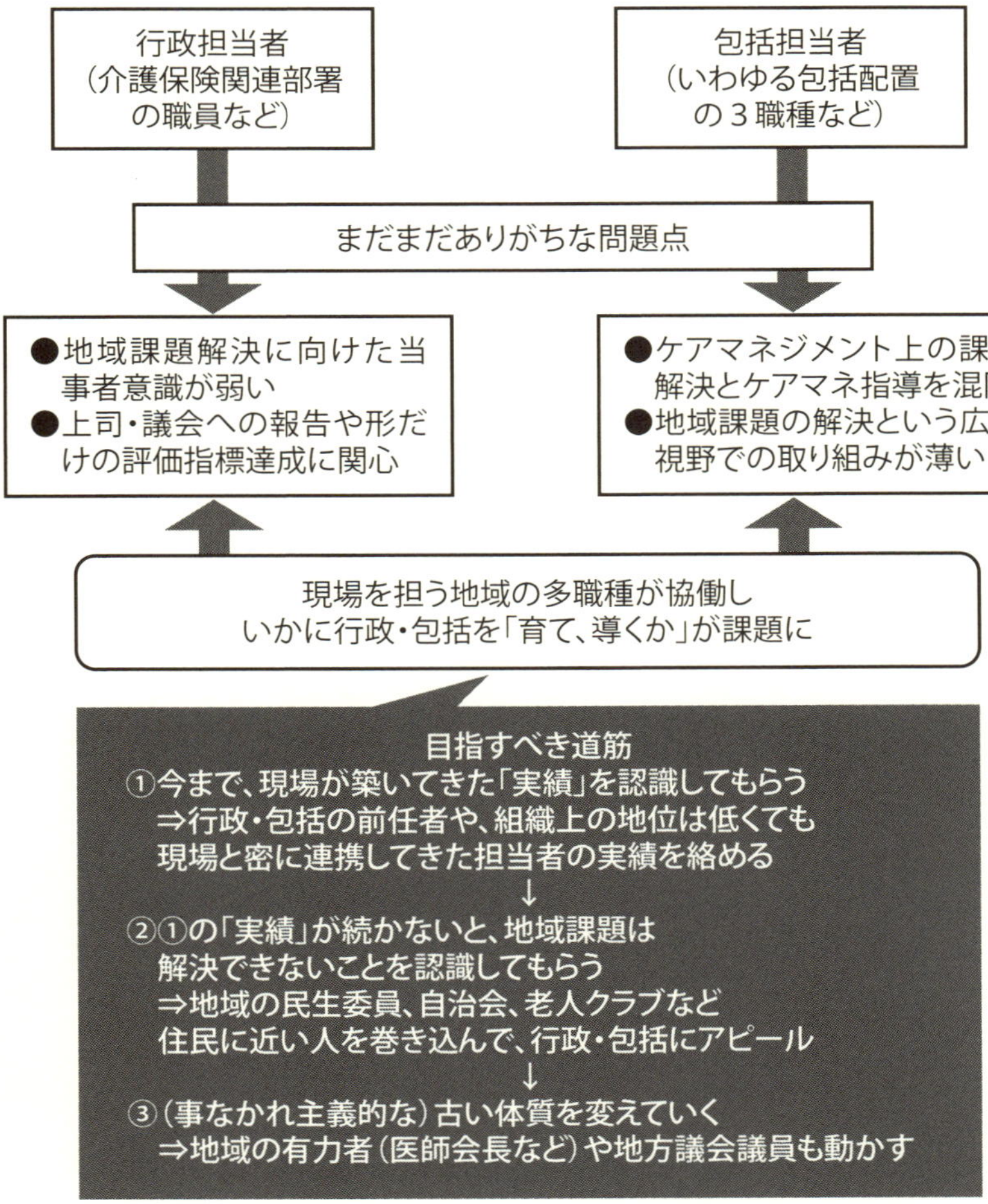
行政担当者
（介護保険関連部署
の職員など）
包括担当者
（いわゆる包括配置
の３職種など）
まだまだありがちな問題点
●地域課題解決に向けた当事者意識が弱い
●上司・議会への報告や形だけの評価指標達成に関心
●ケアマネジメント上の課題解決とケアマネ指導を混同
●地域課題の解決という広い視野での取り組みが薄い
現場を担う地域の多職種が協働し
いかに行政・包括を「育て、導くか」が課題に
目指すべき道筋
①今まで、現場が築いてきた「実績」を認識してもらう
⇒行政・包括の前任者や、組織上の地位は低くても
現場と密に連携してきた担当者の実績を絡める
↓
②①の「実績」が続かないと、地域課題は
解決できないことを認識してもらう
⇒地域の民生委員、自治会、老人クラブなど
住民に近い人を巻き込んで、行政・包括にアピール
↓
③（事なかれ主義的な）古い体質を変えていく
⇒地域の有力者（医師会長など）や地方議会議員も動かす

3 行政・包括との連携の環境を見極める

◎現場との協働という意識が「属人的」になりやすい中で

優れた行政・包括には、優れた「先導役」がいる

行政の組織、あるいは包括の運営を通じて言えることは、国のマニュアル作成や啓発指導がどんなに高度化しても、「標準化」はこちらが思う以上に難しいということです。場合によっては、介護・医療現場の業務の標準化よりも遅れていることがあります。「まさか」と思われるかもしれません。特に行政などは、「業務の標準化・マニュアル化」が組織のミッションになっているのではないか——と考える人も多いでしょう。

確かに、地域の専門職の連携・協働を進めるうえで、定期の共同研修会を積極的に企画・運営し、連携マナーブックなどの作成にも前向きに取り組んでいる自治体などはたくさんあります。しかし、よく見るとその多くは、組織として「標準化」させている（つまり、確固たる風土として根付かせている）というより、現場の実務レベルで特定の人物が「先導役」を果たすことによって成り立っているケースも目立ちます。

「よりよく機能」している行政や包括における組織構図

パターンA

優れたビジョンを持ち
（やや独断専行でも）
実践し続けるトップがいる

↓

【問題は……】
独断専行型のトップには組織の上層部に「敵」も多い
↓
何らかの「政治的」な動きによってトップが異動・更迭された場合に、それまで築いてきたしくみが崩壊することも

パターンB

トップは凡庸だが、
優れたナンバー２・３に
かなりの部分で権限を移譲

↓

【問題は……】
ボトムアップ（下からの提案）の風土は意外にもろい
↓
現場へのミッション（行政・包括としての実務）が増えてくると、ナンバー２・３による提案の余裕がなくなる

今がよくても、「その人」がいなくなったら…

逆に言うと、その「先導役」が異動したり退職すると、組織運営が一気に変わってしまうこともあります。

その場合、行政内の組織風土だけが変わるだけに留まりません。地域支援事業など多様な事業を担い、指導権限なども集中している中では、内部の組織風土が変わることが、地域の多職種の「動き方」にも影響を与えることになります。

この点を考えた時、行政・包括との連携がうまくいくかどうかは、その実務トップが「どんな人で、どんなビジョンを持っているか」に左右されることになります。

となれば、今のトップがとても優秀であっても、そのが人いなくなった時どうす

るのか。あるいは、凡庸なトップがいつまでも退かず、優れたビジョンを持つナンバー2、3がなかなか実務トップに立てない時にどうするのか――これが問題となるわけです。

担当者にかかわらず、優れたしくみを動かすには

前項で、行政や包括を「育て導く」という話を出しました。いまひとつピンとこないかもしれませんが、正確に追えば「0から行政・包括を啓もうする」というわけではありません。わかりやすく言えば以下のようなことです。

たとえば、対行政・包括との連携の中で、優れたトップが築いてきたしくみがあるとして、その人が退いた時にも、後任にそれをきちんと受け継いでもらうことです。

あるいは、ナンバー2・3が優れたビジョンを持っているのなら、それを現在のトップへとボトムアップしつつ、「実現」してもらう流れを作ることです。

つまり、行政内・包括内の組織の力学などを把握したうえで、専門職の横連携により、「よりよい知恵・風土」を継承・実現してもらうという仕掛けのことを言うわけです。

まとめ

●行政・包括の組織は、意外にも「特定の人」で動かされている
●優れたしくみの継承や企画の実現こそが「育てる」ということ

現場の多職種として「できること」は何か？

△ ０から行政・包括を啓もうしていく（新しい提案を０ベースで「外」から実現する） → 行政・包括内の組織力学（０から進めることに対し、誰も火中の栗を拾いたがらない）が働くので難しい

○ すでに組織内に芽吹いている「優れたビジョン・実績」を外からフォローする → 何かを「創り出す（創り出した）」という歯車は整っているので、それを「動かす」ことに集中すればよい

①前任者が「築いてきた実績」、あるいは
②現任担当の中で「立案・提案されてきたアイデア」を整理する

↓

地域の多職種による共同研修などの場で、
①を継続・発展させることを決議する、あるいは
②を実現するための工程表を作成する

①の例：在宅医療・介護連携推進事業の一環として、「在宅看取り」をテーマとした定例カンファレンスを実施

↓

前任者が退任した際、地域の多職種・多機関の連名で実績報告書を作成し、定例カンファレンスの継続に向けた要望書を行政に提出する

②の例：地域の拠点病院併設の包括内で、入退院時の病院とケアマネジャーの情報連携ツールを新たに整備する動きあり

↓

母体法人の病院長や看護師長を多職種共同研修の場などに招へいし上記のツール実現に向けた事業提案を行なう

4 行政・包括の職員が抱えている課題

◎彼らを「育て・導く」ことを妨げているのは何か？

担当者が変わると「抵抗勢力」も一機に浮上⁉

前項では、優れたビジョンを後任にも「継承」させること、あるいは、組織内でくすぶる優れたビジョンを現任のトップに「実践」させることが必要と述べました。

しかし、簡単には行きません。そこにはさまざまなハードルがあるからです。

仮に、担当者が所属する組織内の「力学」が把握できたとしても、問題は、この「力学」が組織の外側からではどうにも動かしにくいことです。

たとえば、担当者が異動等で変わると、それまでのしくみも後任によっていいように変えられてしまうケース。背景には、「そのしくみ」が組織内の隅々まで歓迎されていたわけではなく、担当者交代を機に「抵抗勢力」が台頭するといった事情があります。

2018年度からの保険者機能強化推進交付金のようなしくみができたことが、こうした動きを加速させることもあります。たとえば、「とにかく（評価指標の）点数を稼ぐこと」が組織のミッションとなってしまうと、点数の獲得上で「非効率」とされる部分がカット

今、医療・介護をめぐる組織全体で生じていること

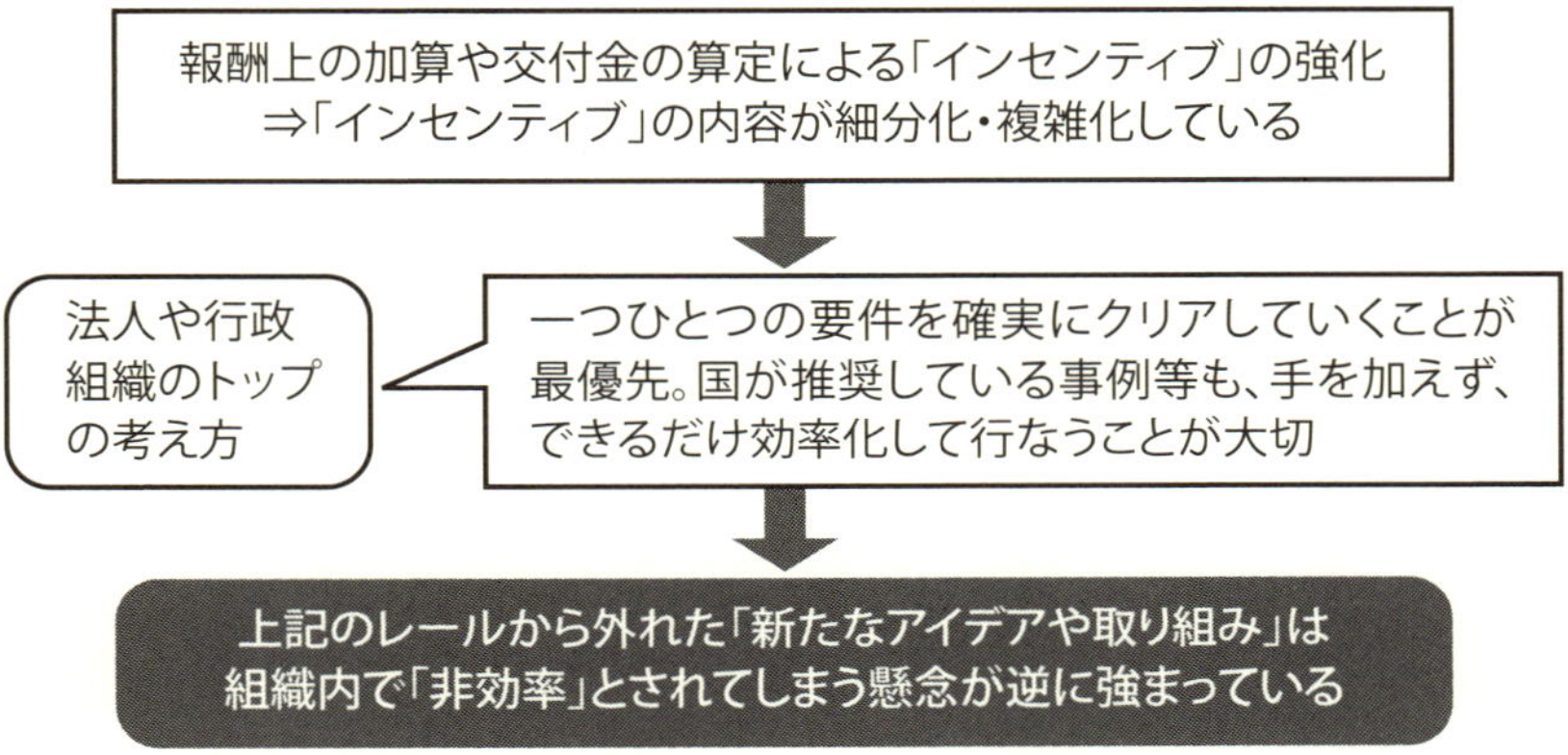
報酬上の加算や交付金の算定による「インセンティブ」の強化
⇒「インセンティブ」の内容が細分化・複雑化している
法人や行政組織のトップの考え方
一つひとつの要件を確実にクリアしていくことが最優先。国が推奨している事例等も、手を加えず、できるだけ効率化して行なうことが大切
上記のレールから外れた「新たなアイデアや取り組み」は組織内で「非効率」とされてしまう懸念が逆に強まっている

されがちになるという流れです。

「好事例の横展開」が、副作用をもたらす背景

もちろん、先の評価指標については、国も自治体の先進事例を「横展開（全国で標準化）」することを目的としています。

しかし、現場の組織が（下の意見がなかなか通らないなど）硬直化している場合、そこに出来上がった成果だけが指標になってしまうと、大きな副作用が生じがちです。

それは、それまでの「独自の取り組み」をいったんご破算にするという力が働くことです。要するに、それまでの現場の取り組み実績をきちんと評価するしくみがないゆえに、「国が定めた指標」にただ「乗る」だけとなってしまうわけです。

組織の上層部に「自己保身」の風土が強いと、特にそうなってしまいかねません。

これは、制度上で厳しい業務評価が導入された包括でも同じです。もっと言えば、診療・介護報酬上で複雑になる一方の加算取得を目指すという流れの中では、医療機関や介護サービス事業所などでも同じことが生じる可能性があります。

一種のブラックボックスにどう立ち向かうか?

この「硬直化した組織」で起こりうることの「壁」を、地域の多職種連携で突き崩していくのは容易ではありません。自分たちが所属していない組織「内部」の話という点では、一種のブラックボックスになってしまっているからです。

しかし、やり方がないわけではありません。たとえば、地域ケア会議のような場は、地域の多職種の前向きな協力がなければ進まないからです。この構図を突破口として、行政や包括を「いかによりよく変えていくか」を考えることにしましょう。

まとめ

- **行政・包括を育て導くうえで大きな壁となるのが「組織の力学」**
- **組織が硬直化したままでは、国の標準化策があだになることも**

組織上層部の「自己保身」が強いとどうなるか？

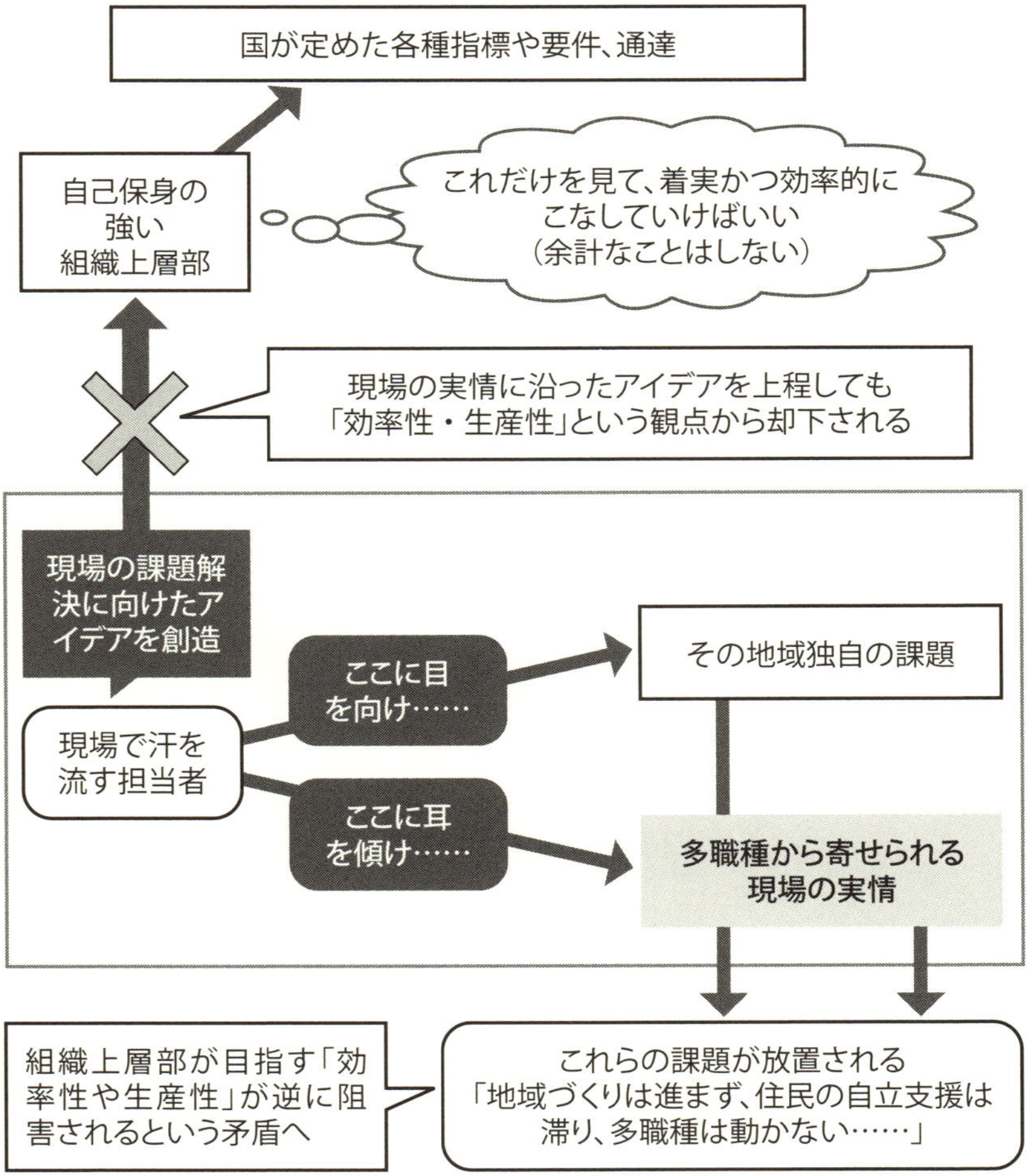

5 行政・包括が抱える課題を見すえたビジョン

◎連携の貢献者が築いた実績を、地域の多職種で強力アピール

公平・公正の立場で、現場と二人三脚で動ける人は？

行政・包括が抱える課題を頭に入れたうえで、介護現場として「よりよい関係（行政・包括を育て導ける関係）」を構築するには、どのような打開策が必要でしょうか。

まずは、行政・包括の中で、自分たちを含めた多職種の意見・意向に公平・公正の立場で耳を傾け、二人三脚で考え動いてくれる人材を探すことです。

ここで言う「公平・公正」というのは、連携する職能の力関係に左右されないということです。たとえば、発言力の強い地域の医師会の言うことばかり聞いて、介護側などにはからずに物事を進めてしまうというのでは、真の「公平・公正」とは言えません。

有力機関への「丸投げ」か、自ら「汗をかく」人か？

在宅医療・介護連携推進事業や、生活支援体制整備事業での協議体整備などを例にとってみましょう。事業に取り組む行政担当者の中には、いろいろなタイプの人がいます。

在宅医療・介護連携推進事業の「あるある」明暗

在宅医療・介護連携推進事業
2018年4月から全市町村でスタート

上層部の自己保身が強い（自ら動いて責任を問われることはやりたがらない）という行政組織
↓
自律的なしくみ構築が進まず、地域の実情把握も遅れに遅れて……
↓
結局は、地元医師会などに丸投げ。現場に近い多職種は笛吹けど踊らず

熱意のある現場担当者がいて、（当人が責任をとるなら…と）組織の上層部も柔軟に任せる
↓
担当者自らが動き、多職種を説得。18年度以前からしくみをスタート
↓
「担当者が汗をかいているなら」と、現場に近い多職種も積極的に動く

地元の医師会や社会福祉協議会など発言力の強い機関に、「丸投げ」してしまうようなタイプの人もいます。一方で、小さな現場にもこまめに足を運び、現場の課題に耳を傾けながらしくみづくりを志す人もいます。後者の中には、「行政が汗をかかなければ、誰も動いてくれない」といった信念を持っている人も少なくありません。

障がい福祉等の分野で当事者団体が使ってきた手を

当然ながら、後者のタイプこそが、地域の多職種にとっては「自分たちもしっかり協力していいしくみを作ろう」と考えるはずです。実際、多職種連携などがうまくいっている先進自治体などは、後者のような「先

導役」が必ず黒子的役割を果たしています。

仮に後者の「先導役」が築き上げたしくみがあるとして、その人が異動などによって退任するとします（「行政が汗をかかなければ」という理念の持ち主は、硬直化している組織の場合、どうしても「抵抗勢力」が増えるものです）。

その情報をつかんだ時点で、地域の多職種としては、その人が「どうやって今のしくみを作り、それがどのような効果を発揮したか」を報告書スタイルで取りまとめます。効果については、多職種によるアンケート結果なども添えるといいでしょう。

後任が決定したら、「これからの取り組みに際しての事前会合」を持ち、先の報告書を提示します。その際に、「これは行政側との合意のもとでやってきた取り組みです。アンケートにあるように、私たちも大いに評価しています。この取り組みを今後も継続していただけることを確認したいのですが」という具合に、行政との合意を強調するわけです。

こうした事前会合・面談は、障がい福祉の分野などでは、担当者が変わるつど当事者団体などがよく行なっています。そのしくみを応用したものと言っていいでしょう。

まとめ

- **「汗をかく」ことを大事にする担当者の実績をきちんと評価する**
- **優れた前任者の実績をまとめて、後任と「合意継続」の確認を**

前任者の「実績」をどうやって後任に「継続」させるか？

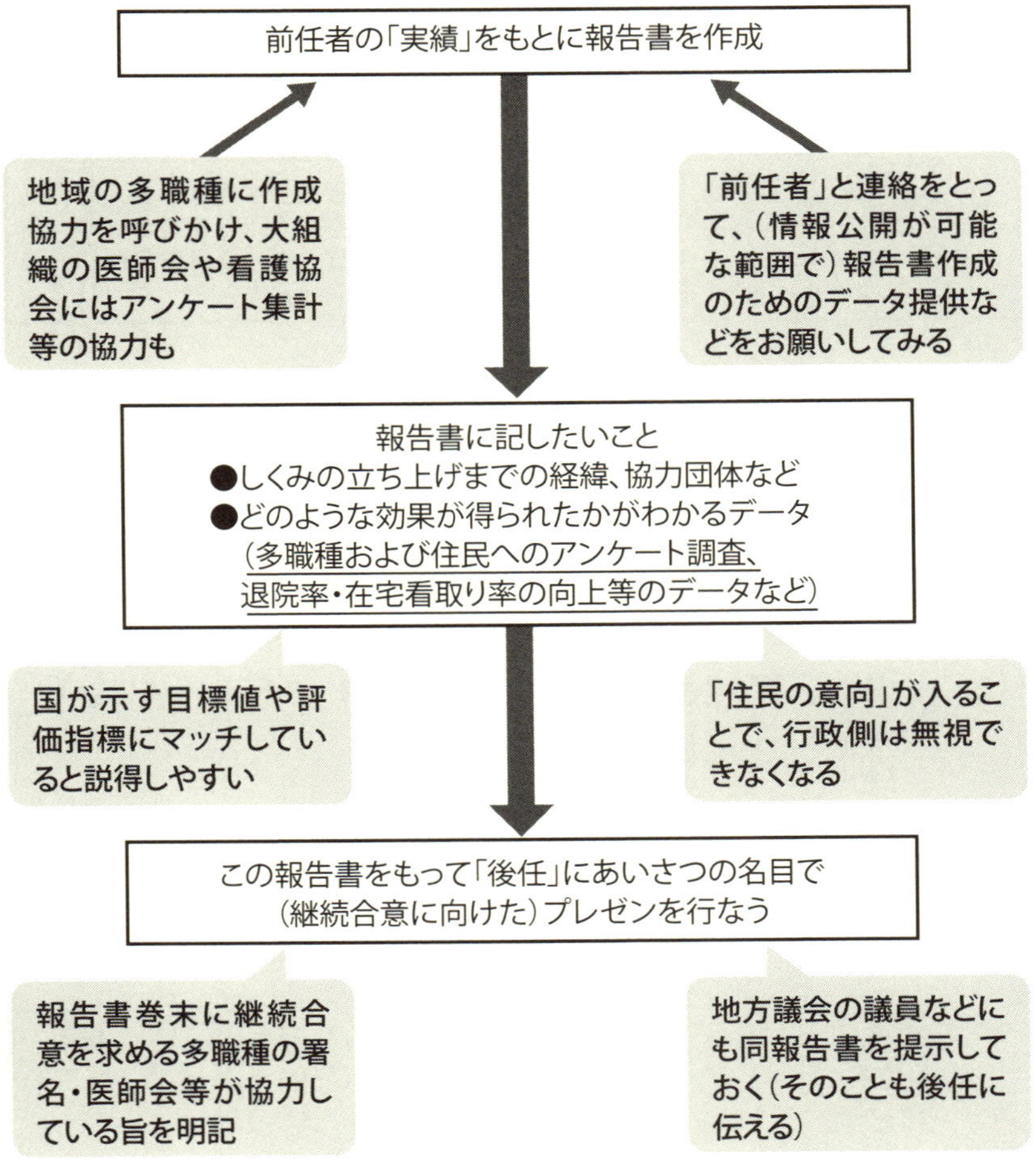
前任者の「実績」をもとに報告書を作成
地域の多職種に作成協力を呼びかけ、大組織の医師会や看護協会にはアンケート集計等の協力も
「前任者」と連絡をとって、（情報公開が可能な範囲で）報告書作成のためのデータ提供などをお願いしてみる
報告書に記したいこと
●しくみの立ち上げまでの経緯、協力団体など
●どのような効果が得られたかがわかるデータ
（多職種および住民へのアンケート調査、
退院率・在宅看取り率の向上等のデータなど）
国が示す目標値や評価指標にマッチしていると説得しやすい
「住民の意向」が入ることで、行政側は無視できなくなる
この報告書をもって「後任」にあいさつの名目で
（継続合意に向けた）プレゼンを行なう
報告書巻末に継続合意を求める多職種の署名・医師会等が協力している旨を明記
地方議会の議員などにも同報告書を提示しておく（そのことも後任に伝える）

6 行政・包括側が「ありがたい」と思う連携

◎「育て導く」うえでは硬軟使い分けの交渉がカギとなる

担当者の中には「身の置き所がない」という人も

前任者の実績やナンバー２・３の努力が、「組織の論理」によってくつがえされることがある——行政・包括の担当者との連携では、確かに生じやすいことです。

しかし、それは「組織」という大きな力学の話であり、新任の担当者やナンバー２・３に頼らざるを得ないトップは、その力学の中の一個人に過ぎません。

彼らにしてみれば、「自分のなすべきこと」や「身の置き所」について、宙ぶらりんという状態が常につきまといます。それは、意外に大きな悩みとなっています。

たとえば、前任者が現場からの信用がとても厚い人であれば、経験の浅い後任者としては、まさに「身の置き所がない」となりがちです。

本章冒頭の実例にあるように、「学ばせていただく」という謙虚な姿勢をとりつつ、その場では「できるだけ言質《げんち》をとられない」よう徹するほかはないわけです。

プレッシャーをかけるだけでは「動かない」ケースも

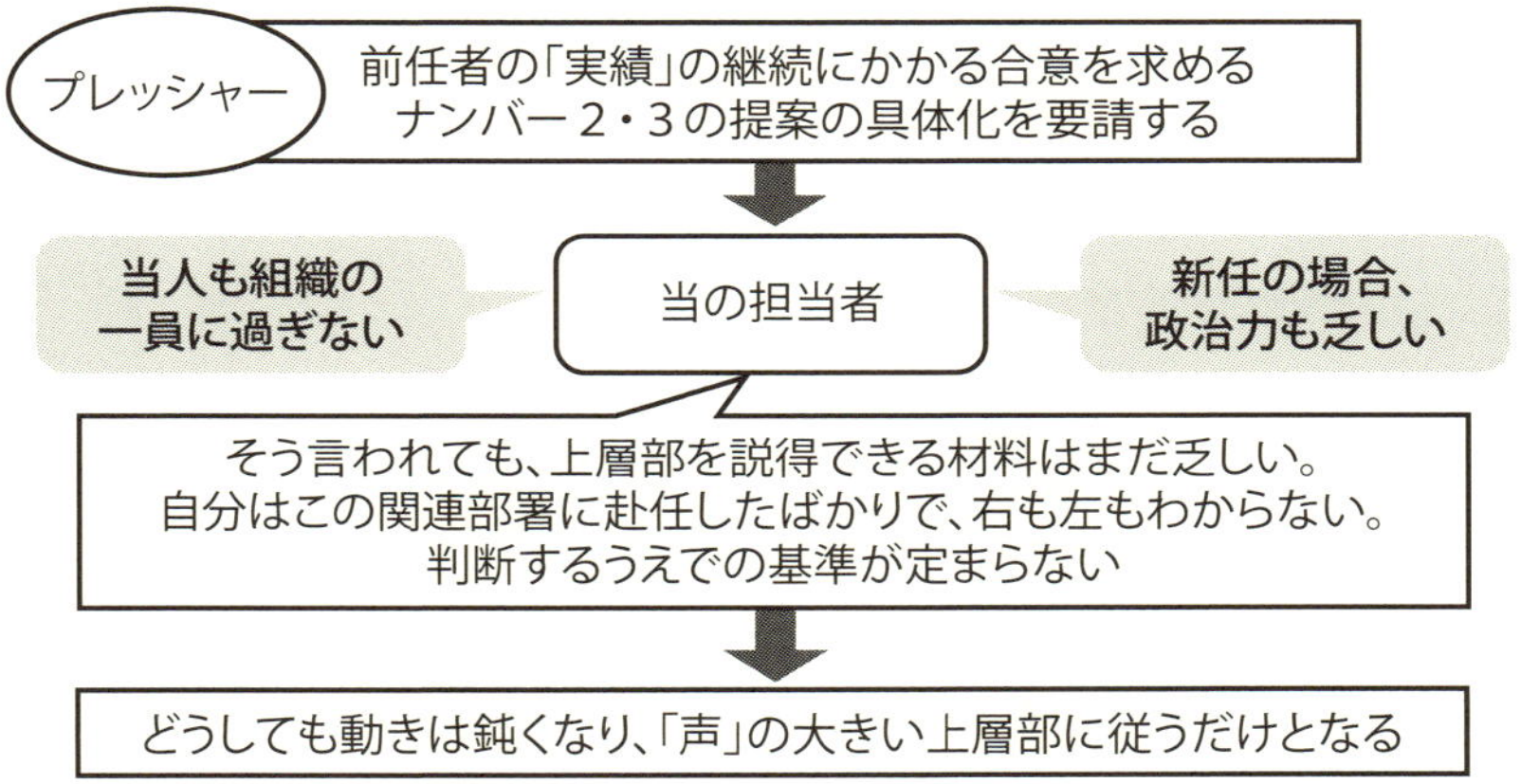
プレッシャー
前任者の「実績」の継続にかかる合意を求める
ナンバー2・3の提案の具体化を要請する
当人も組織の一員に過ぎない
当の担当者
新任の場合、政治力も乏しい
そう言われても、上層部を説得できる材料はまだ乏しい。
自分はこの関連部署に赴任したばかりで、右も左もわからない。
判断するうえでの基準が定まらない
どうしても動きは鈍くなり、「声」の大きい上層部に従うだけとなる

その人の「悩み」を把握して、手を差し伸べてみる

そういう人に対して、前任者の実績を引き継がせたり、ナンバー2・3のアイデアを実践させたりするにはどうすればいいでしょうか。前項のような「前任者との合意確認」というプレッシャーをかけることも必要ですが、それだけでは足りません。

北風と太陽という童話のように、一方で、自ら「歩み寄ってもらう」という環境づくりも必要です。つまり、「身の置き所」があるように手を差し伸べるわけです。

具体的には、その人が何に悩んでいるか(例、知識やネットワークの欠如など)を把握し、その人に任されているミッションが円滑に進むような提案を行ないます。

自主的な研修会の場などに招いてみるという方法も

たとえば、前任者が企画していた（あるいはナンバー2・3が企画中の）多職種合同研修の機会があるとします。もちろん、担当が変わってまったく行なわないということはありえないでしょう。開催スタイルなどが変わったりする（グループワーク中心型から座学中心型へ、など）可能性はあるかもしれません。

そうなった場合、それまでの多職種間で築いたネットワークを活かし、自主的な研修会などを開く方法があります。地域で在宅医療に熱心な重鎮の医師などがいれば、協賛・協力に地元の医師会名を貸してもらったりすると、行政も動きやすくなります。

そこに、先の後任者などを招くわけです。そのうえで、地域の多職種とのネットワークづくりを後押ししたり、すでに顕在化している地域課題の解決に向けた検討などをその場で行ないます。後任となった当人にしてみれば、こうした多職種の自律的な動きが活発になることは「自分の得点」にもなるわけで、ありがたい機会となるわけです。

まとめ

- **「動きが鈍い」担当者にはプレッシャーと助け舟の使い分けで**
- **当人の知識修得とネットワーク構築を支援する機会を設けてみる**

「その人」が動きやすい環境を整えることも必要

当の担当者にとって、上層部も判断しやすい
「得点」となるのは、どんなことか？

地域の有力団体（医師会や看護協会）の幹部と付き合いがある
↓
自主的な多職種合同研修などの場で、上記の幹部と引き合わせる
↓
地域ケアにかかわる行政・包括としての人脈の強化

住民組織の有力者や中央省庁・都道府県の担当に対して「顔がきく」
↓
前任者の功績で「行政等への評価」を高めている人の謝意を伝える
↓
中央省庁等との折衝、住民公聴会などが円滑化

地域課題に対して、即効性のある成果が当人の「手柄」となる
↓
困難ケースの検討会等に出席を求め、解決したらその人の「手柄」に
↓
上層部に対して当人を「貴重な人材」と評価させる

後任が「上層部の意向」推進だけにまい進する人の場合は……
医師会や看護協会の主催イベントなどに招へいし、
「上層部にも顔がきく」という人とのつながりを図る。
「自分の頭ごなしに何か進められてはまずい」という心理が、
現場に対する謙虚な姿勢に

7 行政・包括担当との連携で試したい「潤滑油」

◎地域のキーマンと接触できる機会を積極的に演出する

組織の論理に縛られやすい担当者を「引っ張り」出す

行政・包括の担当者を「育て導く」には、前項で述べたような自主研修会など、多職種と忌憚《きたん》なく交じわれる場にできるだけ「引っ張り出す」ことが必要です。

「組織の論理」に縛られやすい人たちというのは、どうしても組織の中に閉じこもってしまう傾向が強くなり、それが地域の多職種との連携を阻んでしまうからです。

そうした機会で試したいのは、多職種の中で、その地域を担っているキーマンを紹介し、名刺交換などで「つながり」を持ってもらうことです。

ここで言うキーマンとは、地域の医師会長などもさることながら、いつもは目立たなくても「実はこの人がいないと地域包括ケアが動かない」という人を言います。

たとえば、「在宅での看取り」において、地域の職能が必ず頼るという訪問看護ステーションなどがあったりします。その代表者となれば、地域の看護協会などで幹事をしていなくても、確実に地域包括ケアのキーマンです。時には、地域の医師会長でさえ頭が上がらな

組織の中に「閉じこもりがち」な人を引っ張り出す

地域の自主研修会などで「あいさつ」をお願いする
→ 単に「参加する」だけでなく、行政・包括の代表として「あいさつする」となれば断りにくい

↓

地域の大特養・大病院などのイベントに招待する
→ 役所・法人の上層部の親族が「利用者・患者」としてかかわっているケースを探す。狭い地域は意外に多い

↓

都道府県担当による集団指導の場に来てもらう
→ 各種市町村支援計画の策定にかかる関係で、市町村担当などは「顔を合わせ」ざるをえない

かったりするものです。

なぜその人がキーマンなのかが理解しやすい紹介法を

こうしたキーマンとなれば、その担当者がどんなに不慣れでも「存在」だけは知っているものです。仮に「知らない（行政内で医療・介護・福祉系とはまったく関係ない部署から異動してきた人などはあり得ます）」というなら、その人が「地域でどのような役割を担っているか」をワンセンテンスで紹介できるフレーズを考えておきます。

たとえば、「地域の在宅看取りを〇％担っている訪問看護の代表」、「90年代から訪問診療を続け、のべ患者数は〇千人」などという具合です。

少なくとも「地域にそういう人がいて、今、つながりを持つことができた」ということが認識できれば、右も左もわからない状態にあるような担当者にとっては、これ以上に心強いことはないでしょう。当然、仲介してくれた人への義理も生じてきます。

SNSなども活用しながら肩の力を抜いた連携も

もちろん、こうした仕掛けをするためには、仲介者となるこちら側も普段からキーマンとしっかりネットワークができていなければなりません。そうしたネットワークづくりに資する工夫は、本書でも数多く取り上げてきましたが、少し付け加えましょう。

昨今は、地域の多職種同士の連携をサポートする自主的なSNSのプラットフォームなどを立ち上げるケースも増えています（個人情報の取扱いには注意が必要です）。

そうした自主的なしくみを立ち上げておき、そこに行政・包括の担当者も巻き込んでいくという方法もあります。「肩の力を抜いた連携」も大切であることを考えれば、たとえば子育てや趣味の話などでも「やりとりできる」環境があってもいいでしょう。

まとめ

- **地域包括ケアのキーマンと行政・包括の担当者をつなげる機会を**
- **事情に明るくない担当者も、すぐわかるようなフレーズを考える**

地域のネットワークに「引き込む」ためのコツ

1 地域ケアに「なくてはならない人」をわかりやすく紹介

例 その人のひと声で、医師会長も動くという訪問看護師

例 地域で知らない人はいないという名物・リハビリ職

例 厚労省の検討会委員も打診されている若手介護リーダー

紹介に際して、インパクトのあるフレーズを考えてみる
「地域の在宅看取りを○%担う、医師会も黙る訪問看護の代表」
「月に○箇所の『通いの場』で介護予防指導をしているスーパーPT」
「全国の介護雑誌○冊で連載、厚労省にもレクチャーする超有名若手」
⬆
本人の許可を得たうえで、フレーズに多少誇張があっても構わない

2 多職種連携の自主的なSNSネットワークに引き込む

例 ママさん介護・看護職で作る「子育てネット」

担当者が子育て世代の女性の場合、「ママさん」つながりがそれぞれの公的な立場の壁を突き崩しやすくなる

例 商工会ネットとリンクした「グルメ」のネットワーク

私的な趣味やこだわりを通じると、素顔での付き合いがしやすい。オフ会などでさらに親交を深めることもできる

6章コラム

行政の「専門職採用」は付き合いやすいか？

専門職のキャリアがあれば連携しやすい？

行政の担当者には、一般職採用のほか専門職採用の人があたることがあります（契約期間などが定まっている場合もあり）。

特に昨今、市町村においては、在宅医療・連携推進事業を手がけたり、総合事業の地域支え合い推進員、認知症地域支援推進員など、さまざまな角度から地域づくりを手がける人材が求められています。

その点で、ケアマネジャーや社会福祉士などの肩書を持つ専門職採用の人が、多様な地域支援の現場で前面に立つことが増えました。

介護現場としては、「専門職のキャリアがある人なら、連携しやすいだろう」と考えがちですが、一概にそうとは言えません。

双方向コミュニケーションが取りにくいことも

もちろん、現場のことをよく理解して、地域のさまざまな専門職との連携努力を熱心に重ねている人も数多くいます。

しかし、以下のような背景から、連携に際して「壁」が生じがちなケースがあります。

たとえば、元専門職ゆえの理想が高いために、自身のビジョンを現場に押し付けがちになるケース。決して本人に悪気はないのですが、現場の双方向のコミュニケーションが取りにくい状況も生じがちです。

また、専門職採用の場合、第一線には立つが「具体的な施策の実現」に向けた権限が限られることがあります。

そうなると、現場側から（その人を通じて）行政側に出した要望がなかなか実現しないケースも生じがちです。この場合、その上の上司とのやり取りがポイントとなります。

第7章

【応用編⑥】
「共生社会」をめざす連携で生まれる介護現場の新たな課題

1 「共生社会」連携で介護現場を悩ませるケース

◎実例・制度等に慣れないケアマネジャーの連携にかかる苦労

これからの社会保障のテーマの一つが「共生社会」

国が進める社会保障制度改革の中で、軸となるテーマの一つが「共生社会」です。

２０１７年の介護保険法等の改正では、障がい者支援と介護保険の両サービスを一つの事業所で提供しやすくするための「共生型サービス」が誕生しました。

また、世帯内で複合している福祉課題に対応するため、一つの相談窓口から介護・障がい・貧困・子育てなどの多様な支援機関につなぐしくみも強化されています。

当然ながら、ケアマネジャーや介護職も、医療・介護の専門職だけでなく、幅広い福祉領域にまたがるさまざまな専門職との連携が必要になっています。

障がい福祉の相談支援専門員との連携も増えていく

そうした連携の一つとして、高齢者のニーズが障がい福祉と介護保険の両方にわたる（65歳を機に一部のサービスが移行する）というケースを取り上げましょう。

障がい福祉の利用者の介護保険サービス

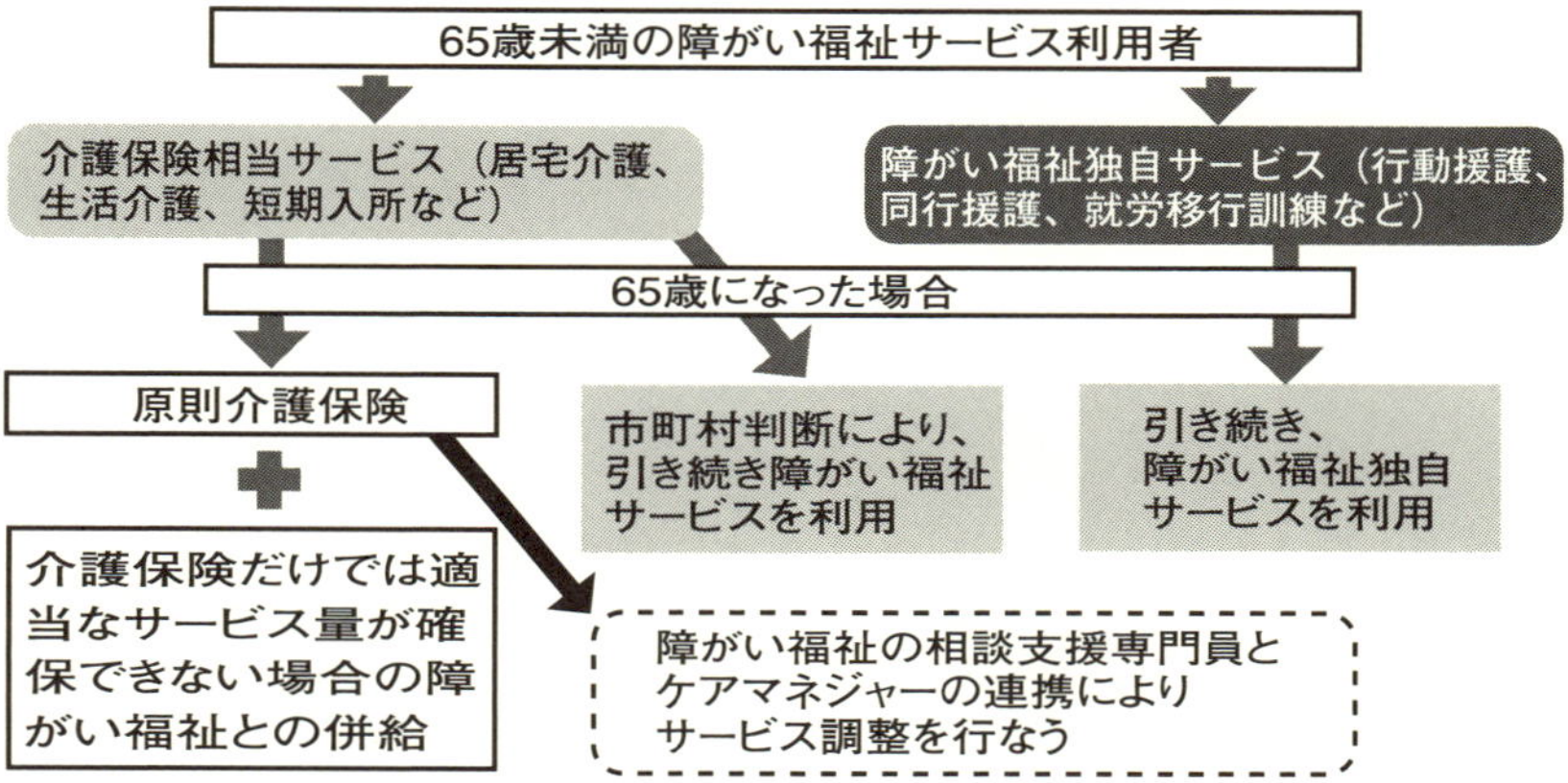
65歳未満の障がい福祉サービス利用者
介護保険相当サービス（居宅介護、生活介護、短期入所など）
障がい福祉独自サービス（行動援護、同行援護、就労移行訓練など）
65歳になった場合
原則介護保険
市町村判断により、引き続き障がい福祉サービスを利用
引き続き、障がい福祉独自サービスを利用
介護保険だけでは適当なサービス量が確保できない場合の障がい福祉との併給
障がい福祉の相談支援専門員とケアマネジャーの連携によりサービス調整を行なう

共生型サービスが誕生する以前から、ケアマネジャーが同様のニーズに対応するケースはありましたが、２０１８年度の基準改定では、介護保険のケアマネジャーと障がい福祉制度の相談支援専門員との「連携に努める」旨が明確化されています。

さて、ケアマネジャーのKさんは、地域の相談支援専門員から連絡を受け、Oさんという人のケアマネジメントを担当することになりました。

Oさんは脳性まひによる身体障がいがあり、長年障がい福祉の居宅介護（ホームヘルプ）と生活介護（デイサービス）などを使って生活を続けてきました。そのOさんが65歳になり、この2サービスについて介護保険サービスへの移行が必要になりました。

市町村判断で、引き続き障がい福祉サービスを利用できるケースはあるのですが、Oさんの場合は、「介護保険へ移行」という原則が適用されたわけです。

コミュニケーション一つでも右往左往するばかり

実は、Kさんはケアマネジャーとしてのキャリアは一定程度あるのですが、障がい福祉サービスを使っていた利用者の担当は初めてです。

「とりあえず、利用者の『どんなサービスを利用してきたか』も含めて、ご本人が『してきた生活・望む生活』をきちんと把握することが基本だろう」と考えました。

そのビジョンはいいのですが、Oさんには重度の言語障がいがあり、コミュニケーションの取り方一つでも右往左往するばかり。担当の相談支援専門員からは、「聞き取れなければ、正直に『もう一度お願いします』と言えばいい。時間をかけながらでも、相手を理解することが大切」とアドバイスされますが、不安だけが募っていきます。

そんな中で、相談支援専門員との連携も「うまくいくのか」と悩みが尽きません。

まとめ

- **ケアマネジャーが幅広い福祉領域にかかるケースはこれから増大**
- **時間をかけても「相手の意向や人生観」を受け止めることが大切**

「共生社会」にかかるケアマネジャーの悩み

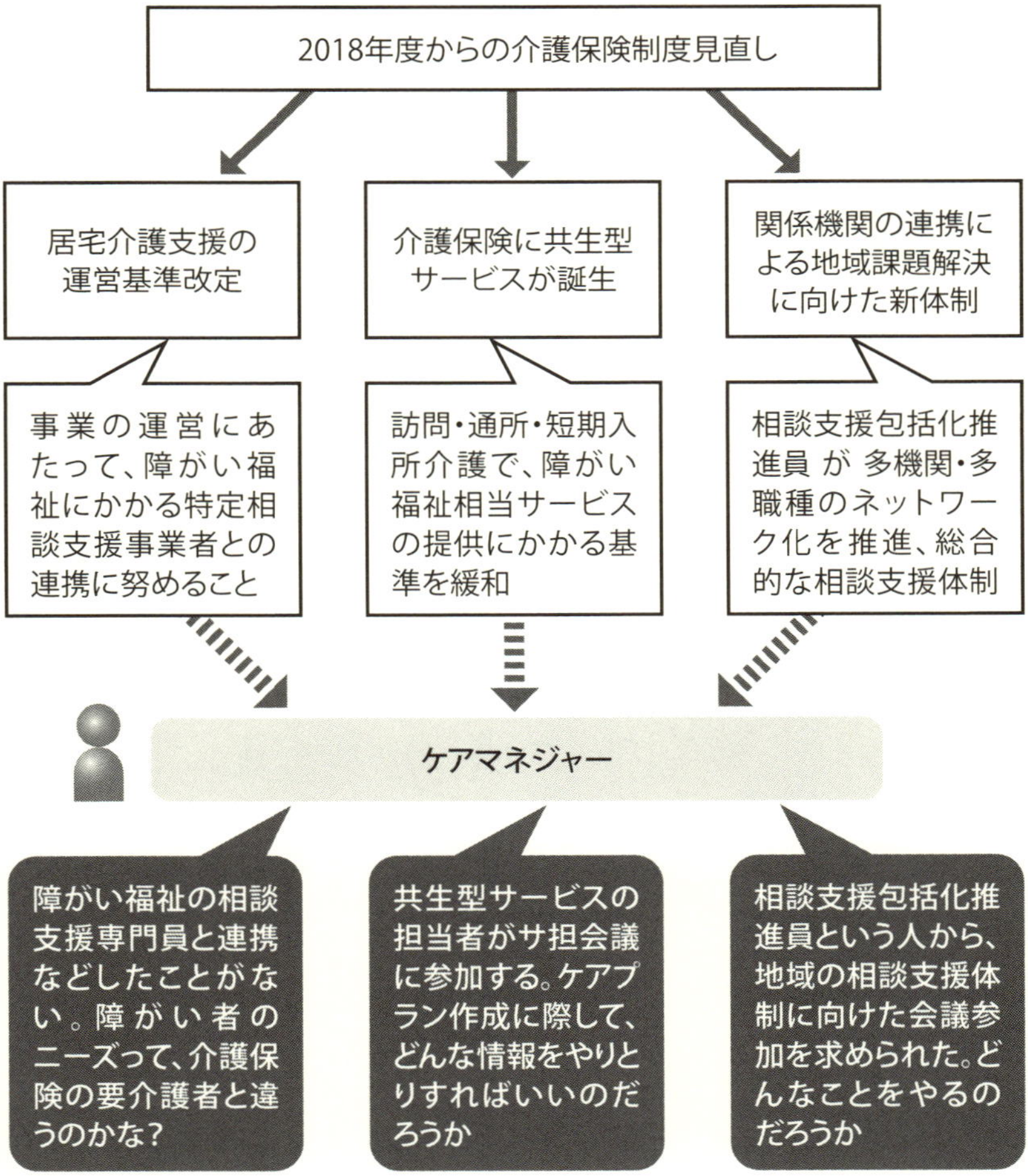
2018年度からの介護保険制度見直し
居宅介護支援の運営基準改定
介護保険に共生型サービスが誕生
関係機関の連携による地域課題解決に向けた新体制
事業の運営にあたって、障がい福祉にかかる特定相談支援事業者との連携に努めること
訪問・通所・短期入所介護で、障がい福祉相当サービスの提供にかかる基準を緩和
相談支援包括化推進員が多機関・多職種のネットワーク化を推進、総合的な相談支援体制
ケアマネジャー
障がい福祉の相談支援専門員と連携などしたことがない。障がい者のニーズって、介護保険の要介護者と違うのかな?
共生型サービスの担当者がサ担会議に参加する。ケアプラン作成に際して、どんな情報をやりとりすればいいのだろうか
相談支援包括化推進員という人から、地域の相談支援体制に向けた会議参加を求められた。どんなことをやるのだろうか

2 「共生社会」連携の「困った」をどうする？

◎自身の業務が「ルーチンワーク化」していないかを振り返る

無意識のルーチンワーク化がもたらす戸惑い

多様な福祉課題にかかわるケースが増える中では、それまでケアマネジャーとして、あるいは高齢者介護現場における業務経験が「通用しにくい」場面も出てきます。

しかし、それは当たり前のことです。もっと言えば、同じ高齢者介護でも、相手は人間であることを考えれば、ニーズは一人ひとり異なります。

つまり、利用者が100人いれば、そこにある福祉課題も100通りあるわけで、新しいケースに際しては「常に未経験」であらざるを得ないわけです。

ところが、ベテランのケアマネジャーや介護リーダーでも、そのことをつい忘れてしまうことがあります。たとえば、「こういうタイプの困りごとは、こう支援すればいい」というタイプ分けやパターン分けで業務を進めてしまうという具合です。

言うなれば、無意識のうちに「ルーチンワーク」に陥ってしまい、制度ありき・サービスありきで支援を進めてしまう。そして、自分がそういう状態に陥っていることを、なか利用者をめぐる「多様な福祉課題」

利用者本人の「介護」にかかるニーズに加え…

＋

要介護者世帯の経済的困窮や住居等にかかるニーズ

要介護者本人の障がい福祉にかかるニーズ

同居家族の精神疾患や就労等にかかる支援ニーズ

家族による虐待からの本人擁護にかかるニーズ

など……

なか振り返る機会がない――そのために、制度の枠を超えた部分での支援や連携の機会に直面すると、「どうしていいかわからなく」なるわけです。

「サービスにつなげれば成功」
……では課題は解決しない

これを乗り越えるには、まず自身の足元、つまり「自分が日々している業務」について、それが本当に「当事者の視点」に叶っているかを振り返ることが必要です。

たとえば、閉じこもり傾向があり、日中ひたすら横になって筋力や身体機能が衰えつつあるという利用者がいるとします。その生活の状態だけを見て、「デイサービスに通ってもらい、身体を動かす機会を持ってもらおう」と考えてしまうことはないでしょうか。

まさに「サービスありき」、「サービスにつなげれば成功」という発想です。もし、それでは解決しない複合課題が生じれば、とたんに右往左往することになるでしょう。

共生社会の連携のヒントは、「自分の中」にある

こうしたケースに欠けているのは、当事者の意向について時間をかけて解明し、理解するという過程です。「デイサービスに通いましょうか」と尋ねて、相手が「はい」と言った——これは、あくまで「反応」であり「意向」ではありません。

前項の事例で、Kさんがそうしたケアマネジャーであるとは言いません。

ただ、コミュニケーションに時間をかけ、相手を理解することにゆっくり近づくというのは、高齢者介護におけるケアマネジメントでも基本は同じです。たとえば、認知症の人が初対面でこちらに「心を開いてくれる」などということは、ほとんどないでしょう。

共生社会における連携のヒントは、自分の中にある——これが出発点となります。

まとめ

- **利用者一人ひとりの個別ニーズに目を向ける習慣こそが出発点**
- **「制度ありき」「サービスありき」になっていないか振り返りを**

制度の枠内で本人のニーズをとらえていないか？

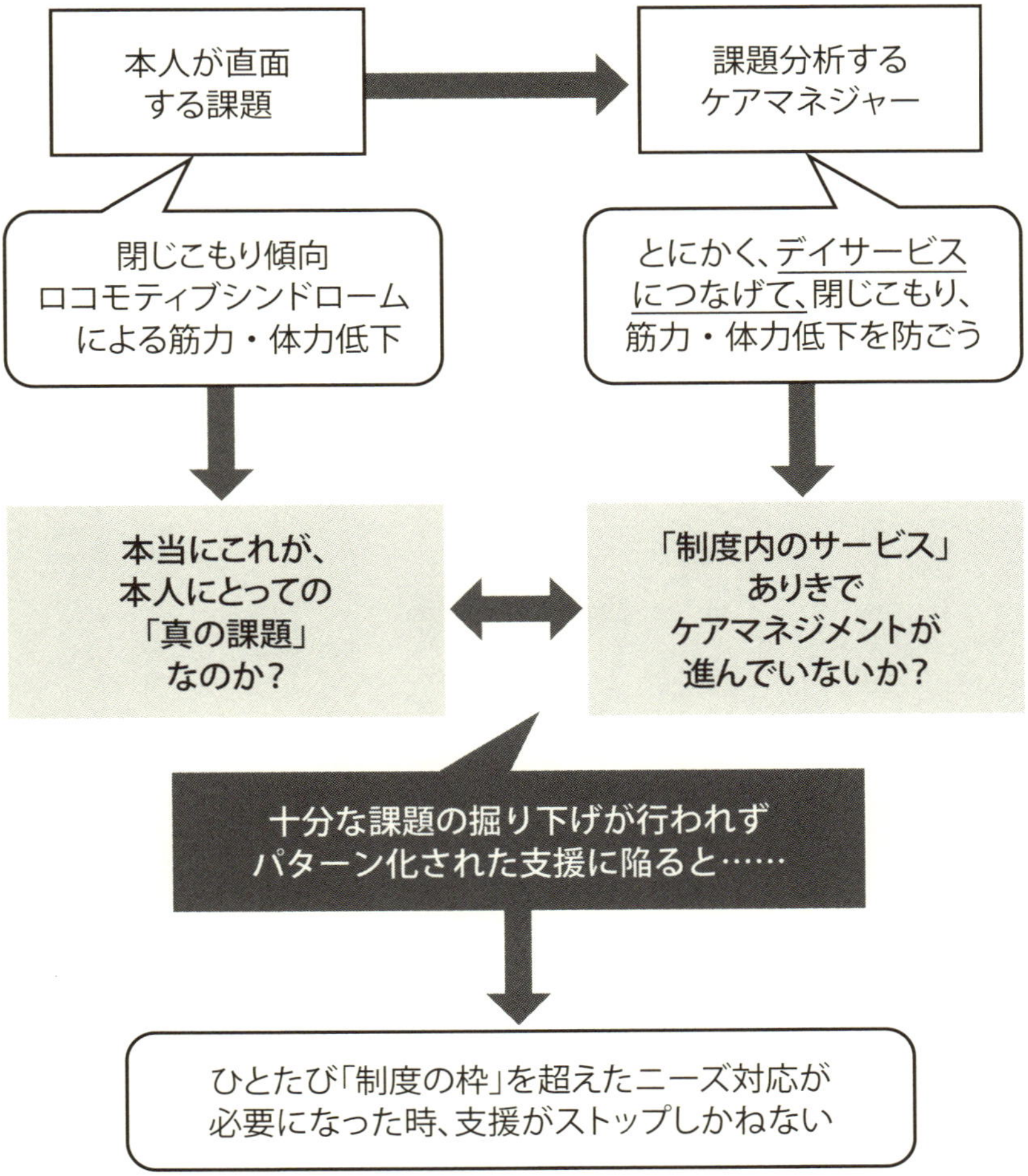

3 「共生社会」での連携環境を見極める

◎「丸ごと支援」が求められている社会環境とは何か

「共生社会」スローガンは現代社会の「生きづらさ」の反映

国がかかげる「共生社会」というスローガンは、確かに耳障りのいい言葉です。しかし、実際は、現代の社会で高まる「生きづらさ」の反映でもあります。

たとえば、学校・職場で「いじめ」にあったり、若い頃に病気や家庭事情、あるいは景気動向などによって失職し、そのまま「引きこもり」となるケースがあります。

これは、「つまずき」の早期でしっかりとした支援が整っていなかったことも影響しているでしょう。加えて、誰もが「他人のことに構っていられない（むしろ、蹴落とし非難することで自分を保ち、守らざるを得ない）」という境遇に追い込まれ、身近で困っている人に「手を差し伸べる」という余裕がなかったという社会状況も影響しています。

結果として、一つの世帯内に「引きこもりの中高年層」、「本人はうつ病などの精神疾患にかかっている」、「その親は高齢化して要介護状態」、「親の年金だけで生活せざるを得ないことによる貧困状況」など、ダブル、トリプルの課題が複合することになります。

国が進めている「共生社会」施策の大まかな中身とは？

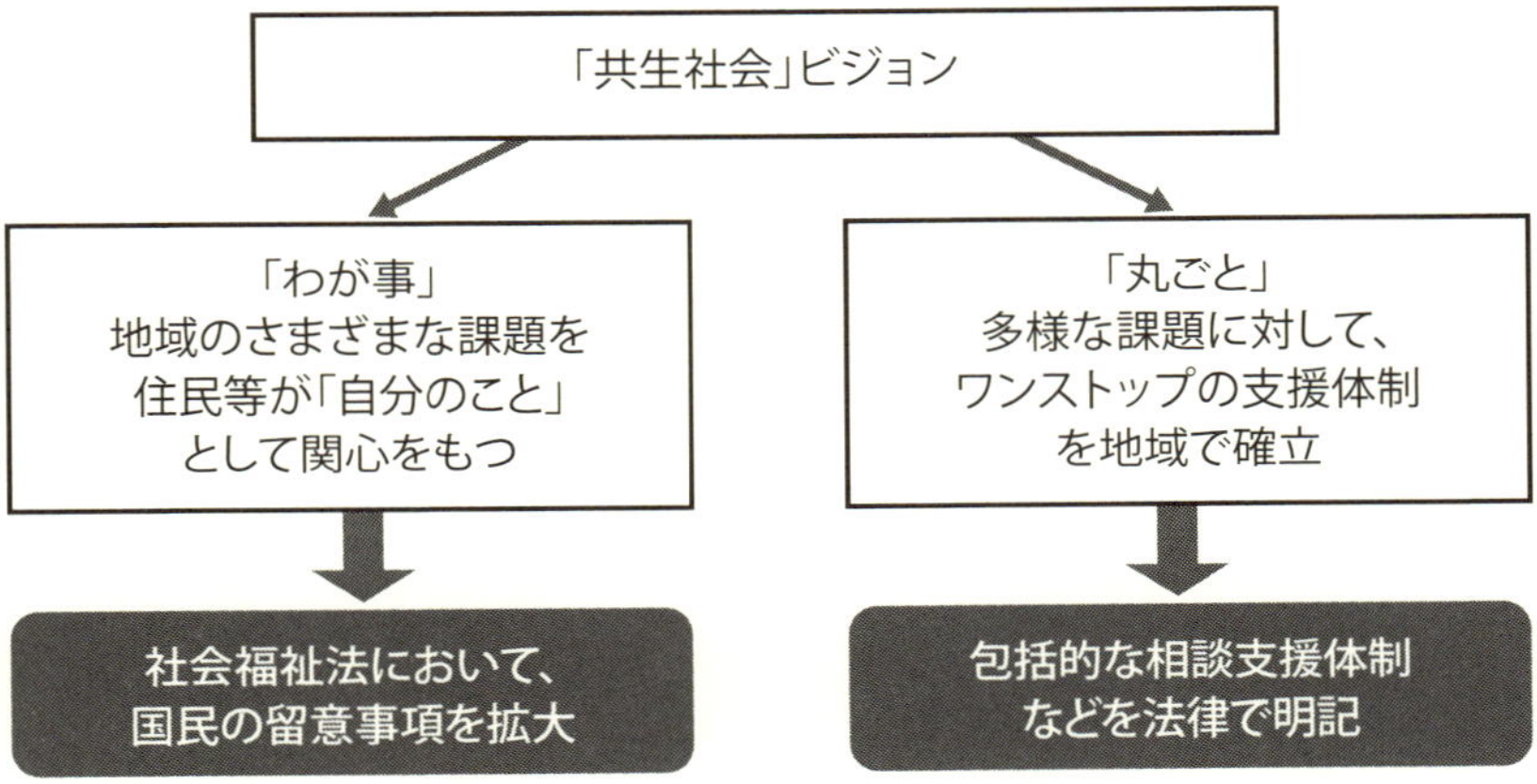
「共生社会」ビジョン
「わが事」
地域のさまざまな課題を
住民等が「自分のこと」
として関心をもつ
「丸ごと」
多様な課題に対して、
ワンストップの支援体制
を地域で確立
社会福祉法において、
国民の留意事項を拡大
包括的な相談支援体制
などを法律で明記

相談窓口のワンストップ、担当者同士の連携が必須

そうした複合課題が社会全体にあふれてくれば、それぞれのニーズを制度上の縦割りだけで対応するのは難しくなります。

必要となるのは、入口となる相談窓口をワンストップにし、その相談業務の担当者と各支援の担当者、および支援の過程での担当者同士の連携が欠かせなくなります。

また、障がい福祉サービスの利用者が「高齢化」するという時代状況の中で、冒頭の実例にあるような「障がい福祉から介護保険へ」のバトンタッチというケースも増えてきます。当然、両制度の担当者間の連携が必要となるでしょう。

連携の「必要性」を、地域でどれだけ共有できるか

問題は、そうした担当者同士の連携風土が、まだまだ確立していないことです。

たとえば、ケアマネジャーが利用者宅にインテーク訪問をした時、同居家族に精神疾患があったり、世帯が貧困状況に陥っているという状況があったとします。

そうしたケースでは、「家族の精神疾患」に対して地域の保健センターなどに連絡をすることになるでしょう。「世帯の貧困」に関しては、生活困窮者自立支援制度にかかる支援機関（社会福祉法人やＮＰＯ法人など）につなげる方法があります。

しかし、そうした資源・機関との付き合いが乏しいという事業所も多い中で、「困難ケース」として包括との間で右往左往するという光景も少なくありません。

となれば、「要介護世帯の課題が複合化するケースが増えている」ことを前提として、地域の中で連携のノウハウを意識して蓄積することが欠かせないわけです。

まとめ

- **なぜ「共生社会」ビジョンが浮上したか。その背景を知ることから**
- **地域の複合課題は「当たり前」という認識から連携ノウハウ蓄積を**

なぜ、あえて「共生社会」が強調されなければならない？

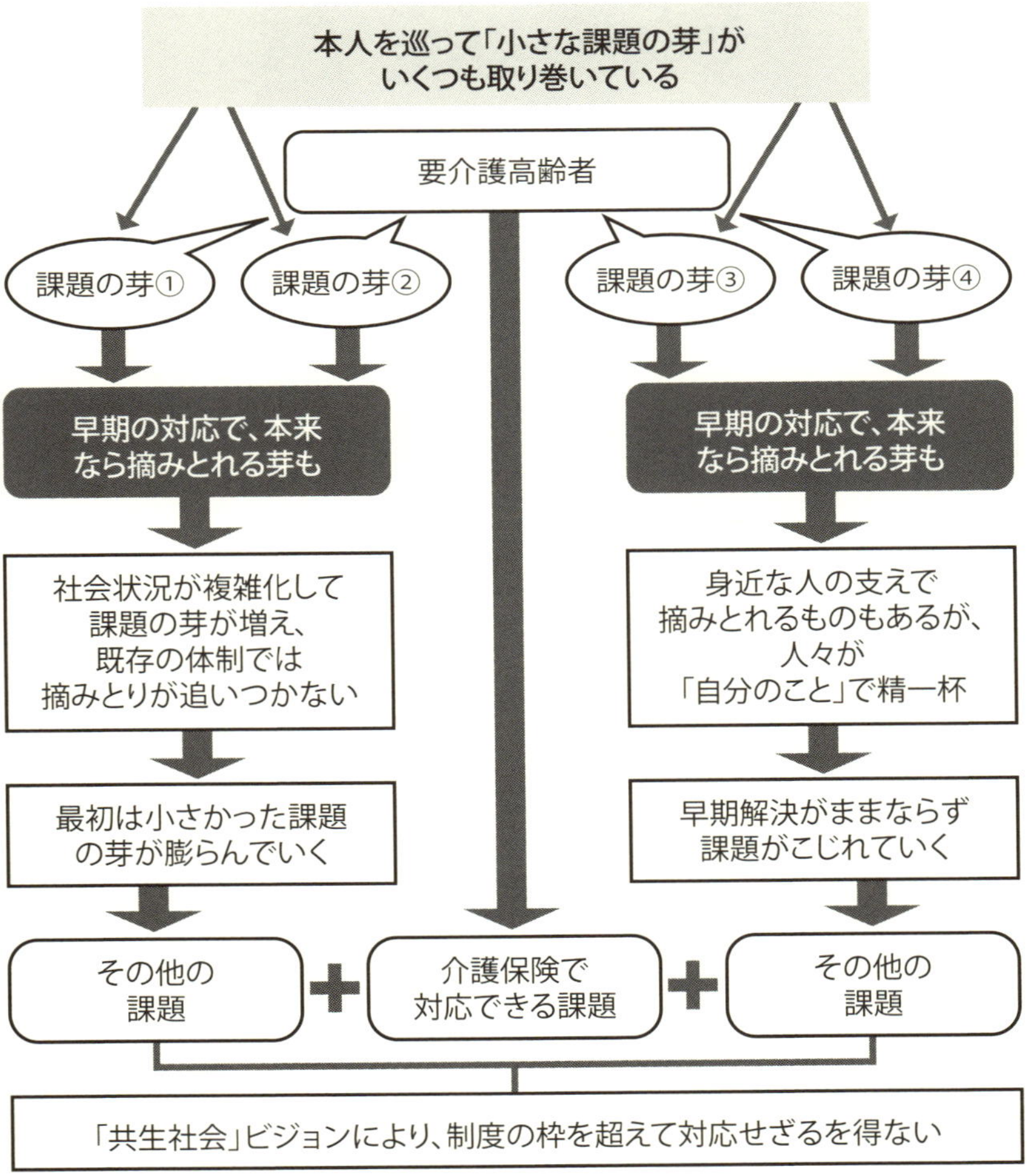
本人を巡って「小さな課題の芽」がいくつも取り巻いている
要介護高齢者
課題の芽①
課題の芽②
課題の芽③
課題の芽④
早期の対応で、本来なら摘みとれる芽も
社会状況が複雑化して課題の芽が増え、既存の体制では摘みとりが追いつかない
最初は小さかった課題の芽が膨らんでいく
早期の対応で、本来なら摘みとれる芽も
身近な人の支えで摘みとれるものもあるが、人々が「自分のこと」で精一杯
早期解決がままならず課題がこじれていく
その他の課題
介護保険で対応できる課題
その他の課題
「共生社会」ビジョンにより、制度の枠を超えて対応せざるを得ない

4 「共生社会」連携の相手が抱える課題

◎地域の中で、幅広い多機関連携のルールが定まっていないケースも

法人ごとに優れた機動力は発揮しているが……

世帯内の課題が複雑化するといったケースにおいては、当然ながら、複数の機関・専門職による「協働」や「バトンタッチ」のための連携が必要となります。

もちろん、どのような分野（介護、障がい者支援、貧困世帯支援など）でも、多様な社会資源との連携は昔から欠かすことはできませんでした。そうした連携において、法人や専門職ごとに優れた対応力を発揮してきたケースは数多くあります。

当事者情報にかかる守秘と共有の整合性が問題に

ところが、支援の範囲が幅広くなってくると、時として浮上する課題があります。

たとえば、世帯内の虐待事例に際して、被虐待者のためのシェルター運営などを長年手がけているNPO法人などは全国に数多くあります。そして、緊急時ともなれば、行政・警察はもちろん、安定した住居等の確保に向けて信頼できる不動産業者とのネットワーク

ケース別・介護現場が「連携」する相手とは？

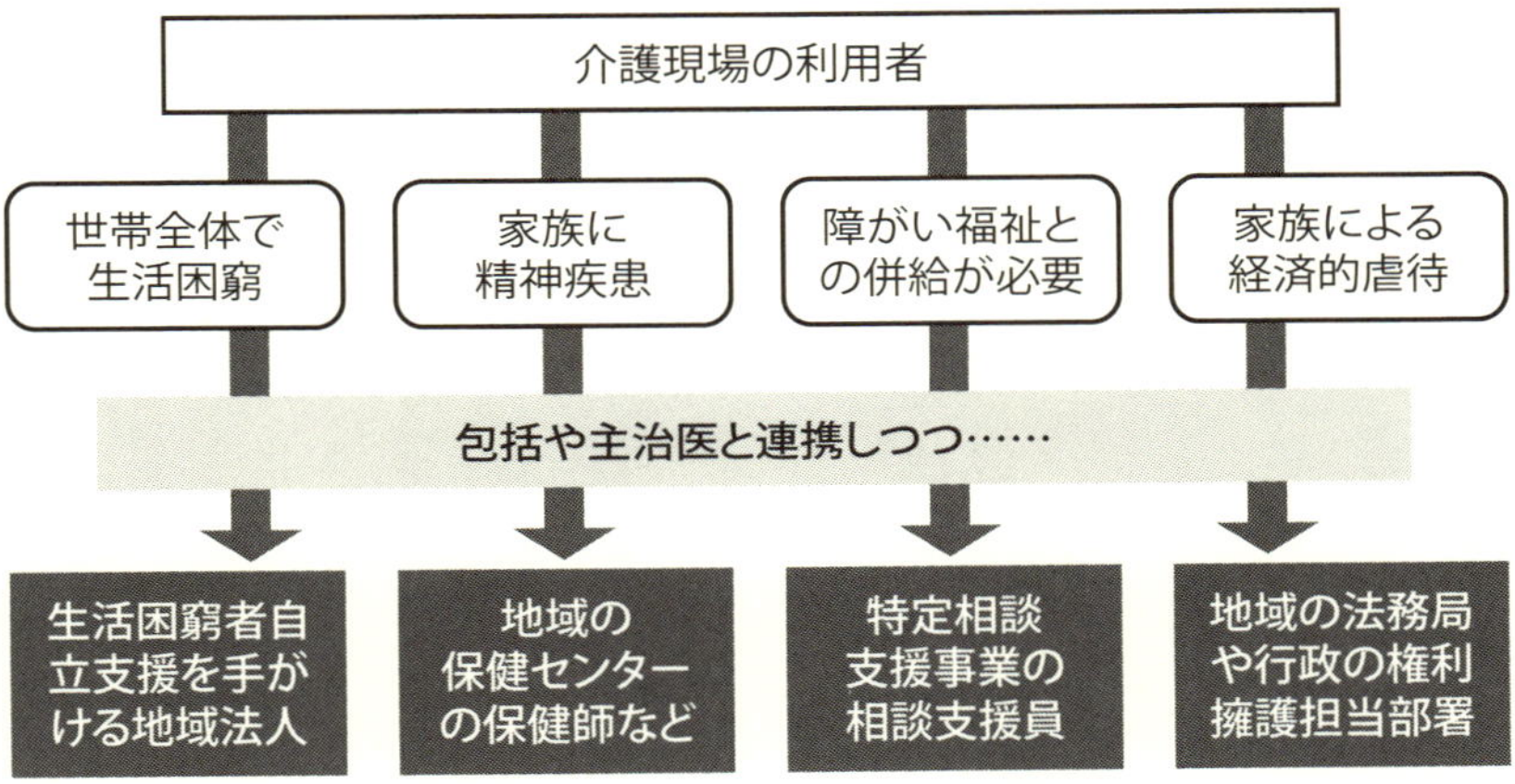
介護現場の利用者
世帯全体で生活困窮
家族に精神疾患
障がい福祉との併給が必要
家族による経済的虐待
包括や主治医と連携しつつ……
生活困窮者自立支援を手がける地域法人
地域の保健センターの保健師など
特定相談支援事業の相談支援員
地域の法務局や行政の権利擁護担当部署

を発揮するなど、まさに地域のセーフティネットとしての役割を担っています。

当然ながら、そうしたシェルター等においては、当事者情報をいかに守り本人の安全確保を図るかが大きな課題の一つです。そのための個人情報にかかる厳格なルールを、各機関・法人ごとに設けるなどしているわけです（権利擁護に詳しい弁護士や司法書士などの協力を得て、ルール策定を進めているケースもあります）。

しかし、世帯内課題が複雑化するなどで、かかわる支援機関が多様になってくると、一方で多機関・多職種における情報共有の進め方との整合性が問題となりがちです。

実は、地域によっては、こうした個人情報の共有と保護の整合性がまだ十分についていないケースもあります。そのため、（本人に介護サービスが必要という流れで）ケアマネジャーがかかわるなどのケースで、すでにシェルター事業等にかかわる機関からの情報がスムーズに伝えられないといった「壁」が生じることもあります。

地域で視野を広げた「協議の場」を設けることが必要

本人の安全・生命にかかわる問題となれば、慎重の上に慎重を期すのは当然かもしれません。しかし、介護等の支援が滞れば、それはそれで本人の健康や安全に支障が生じかねません。これを防ぐには、今までの支援の枠を超えた「多機関協議の場」を設け、地域における標準的なルールづくりを目指すことが欠かせないでしょう。

本来であれば、「共生社会」にかかる事業を担う行政がリーダーシップをとるべきですが、行政側の動きが鈍ければ、介護・医療などの多職種側から協議の場を働きかけていくことが必要です。「いつもお付き合いがある職種」の範囲を超え、視野を広げたうえで新たなネットワークの構築を仕掛けていくことが求められます。

まとめ

- **地域の多機関では、それぞれに厳格な個人情報守秘のルールが**
- **当事者を守るという視点で、幅広い多機関による協議の場を**

たとえば、DVを受けている本人に「介護」が必要になった場合

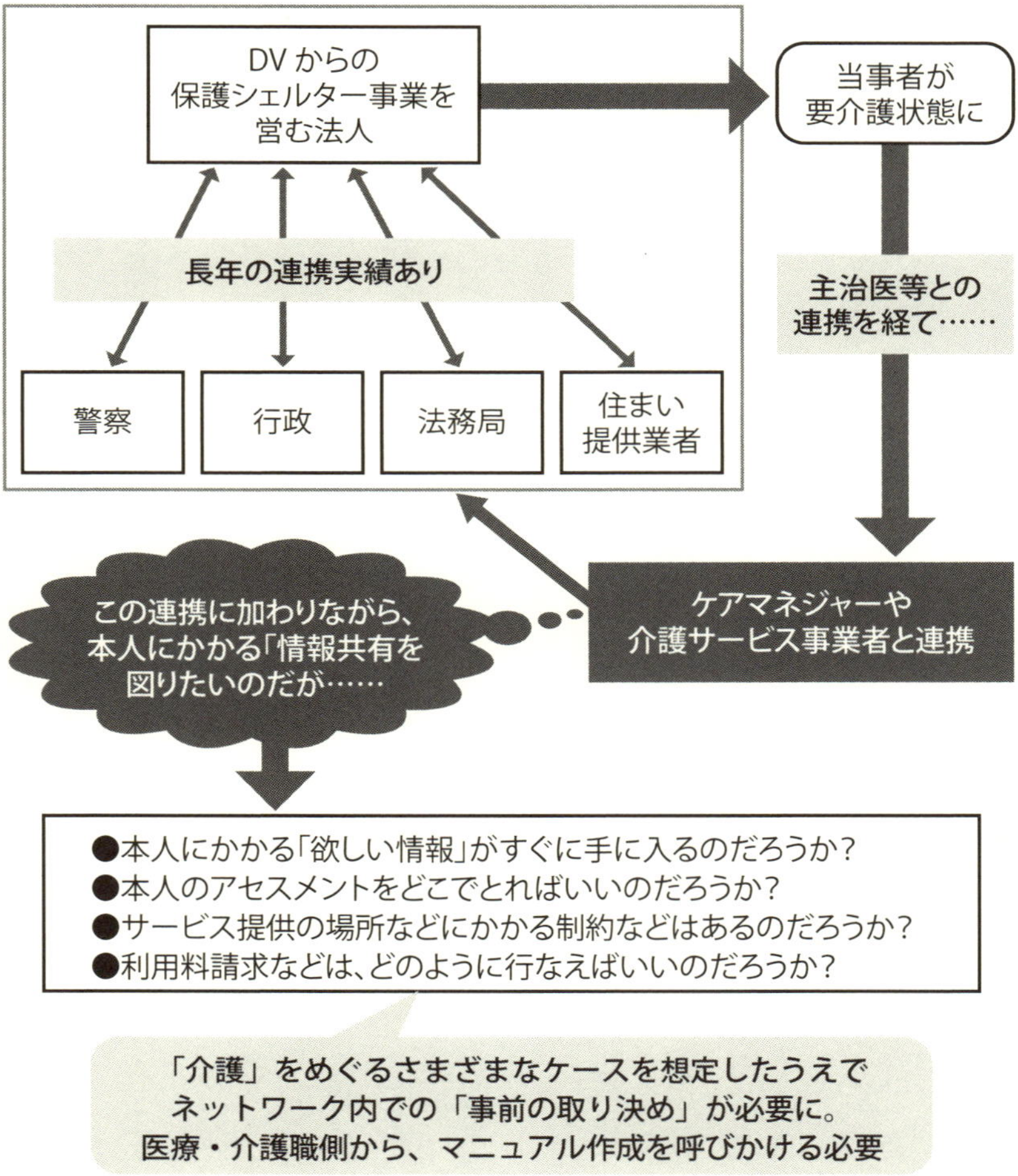
DVからの
保護シェルター事業を
営む法人
当事者が
要介護状態に
長年の連携実績あり
主治医等との
連携を経て……
警察
行政
法務局
住まい
提供業者
この連携に加わりながら、
本人にかかる「情報共有を
図りたいのだが……
ケアマネジャーや
介護サービス事業者と連携
●本人にかかる「欲しい情報」がすぐに手に入るのだろうか?
●本人のアセスメントをどこでとればいいのだろうか?
●サービス提供の場所などにかかる制約などはあるのだろうか?
●利用料請求などは、どのように行なえばいいのだろうか?
「介護」をめぐるさまざまなケースを想定したうえで
ネットワーク内での「事前の取り決め」が必要に。
医療・介護職側から、マニュアル作成を呼びかける必要

5 「共生社会」連携の課題を見すえたビジョン

◎いかに、「平時」から「顔の見える関係」を築くことができるか

特定の機関連携のマニュアルが通用しない時代に

障がい、貧困、虐待など、地域の多様な課題にかかわる機関の多くは、「いざ緊急対応が必要」というケースに直面すると、高い機動性を発揮します。たとえば、当事者の生命の危険にかかわりかねない状況が生じれば、医療や警察、行政と迅速に連携し、当事者保護に万全を期すという行動をとります。

しかし、社会構造の変化によって地域の福祉課題が日々浮上する、あるいは、複雑化するという中では、いかんせん対応できる人材も資金も足らなくなりがちです。

そのために今までの組織内マニュアルが通用しなかったり、ほんの少し対応が後手に回ることで、取り返しのつかない事態に陥る危険も高まっています。

こうした状況に、そのつどの連携で対応するのは、さすがに限界があります。やはり、普段（平時）から、複数の機関（それまであまり連携機会がなかった機関も含む）が以下のような点について共通認識を深めておくことが必要でしょう。

地域課題が多様化する中で求められること

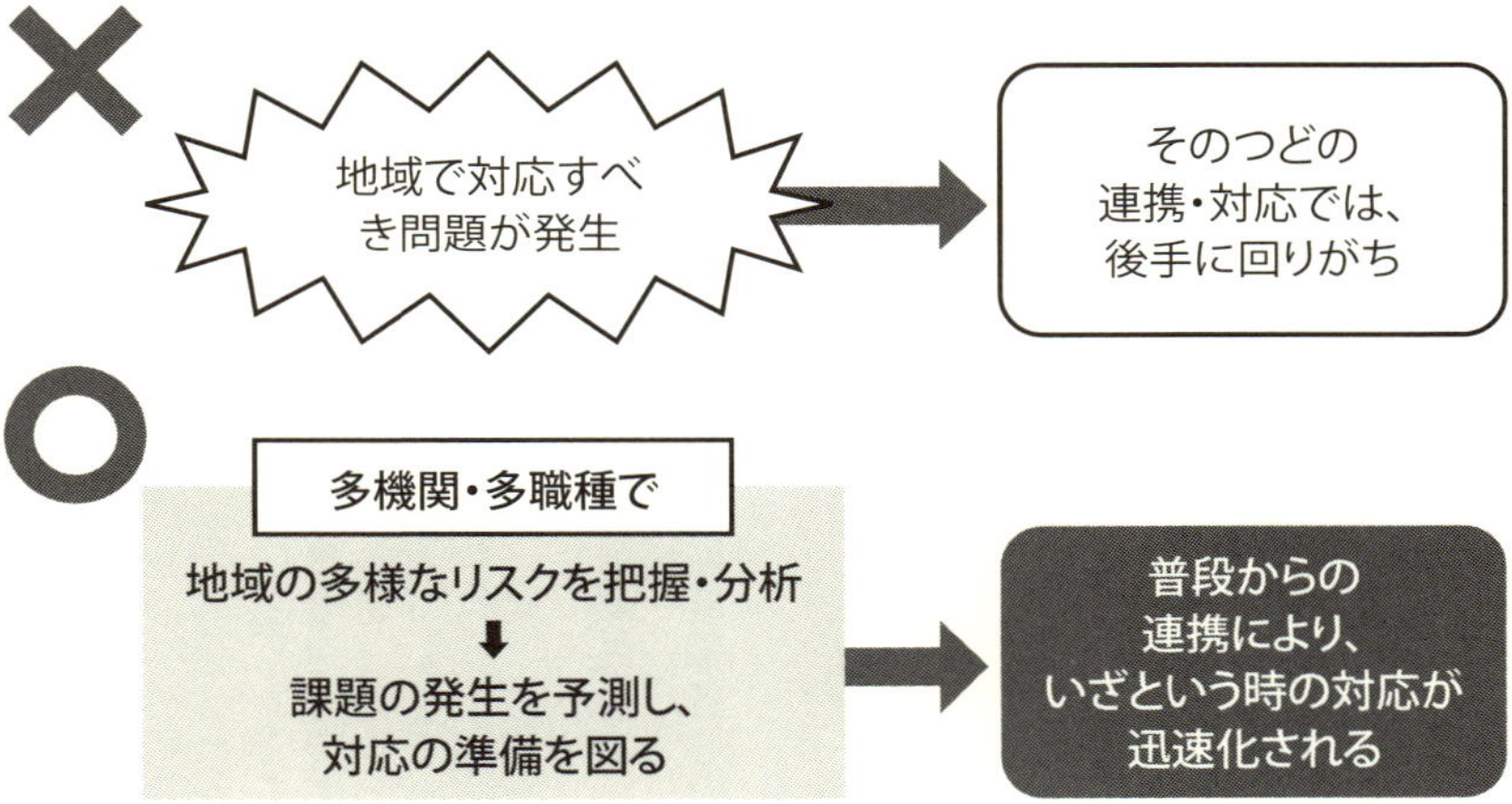

幅広い視野でリスク分析と課題予測を進める

まずは、以下の2点をすり合わせます。①今、地域でどのようなリスクが高まっているかという分析。②①のリスクが増大する中で、どのようなケースが生じる（増える）可能性があるのかという予測、です。

次に、①のリスクを軽減するために、地域の多機関・多職種で「できること」はないかを企画します。たとえば、課題の早期発見に向けて、地域住民への周知・啓発を協働して行なうという具合です。

この「平時」の活動そのものが、異なる機関・職種同士の「顔の見える関係」を深めることにもつながります。

そのうえで、緊急対応が必要なケースが

生じた場合に、どのようなしくみで情報を共有するのか、どの機関がどのように動けばいいのかというルールを定めていきます。

医師会などから行政に働きかけてもらう方法も

問題は、前項でも述べたように、こうした協議の場をどうやって設けていくか、あるいは普段連携機会のない機関にどうやって参加してもらうかという点です。

一つは、行政に対して「地域福祉多職種会議」のような場の設定を働きかけます。地域の医師会などから、「各種虐待（高齢者、児童、障がい者、ＤＶ）の発見者となりうる」という立場で働きかけてもらうという方法もあるでしょう。医師会などの主要団体からの要請であれば、行政も腰を上げざるを得なくなるものです。

あるいは、包括を巻き込み、地域ケア個別会議の場などに「今まで参加したことがないような幅広い分野の機関」に呼び掛けてもらう方法もあります。いずれにしても、まずは「顔を合わせる場」を設けることがスタートラインとなります。

まとめ

- **多機関で、地域のリスク分析・起こりうる課題予測を手がける**
- **いざという時の「連携」計画を平時から整えることが重要に**

普段からの多機関・多職種連携を深めるには…

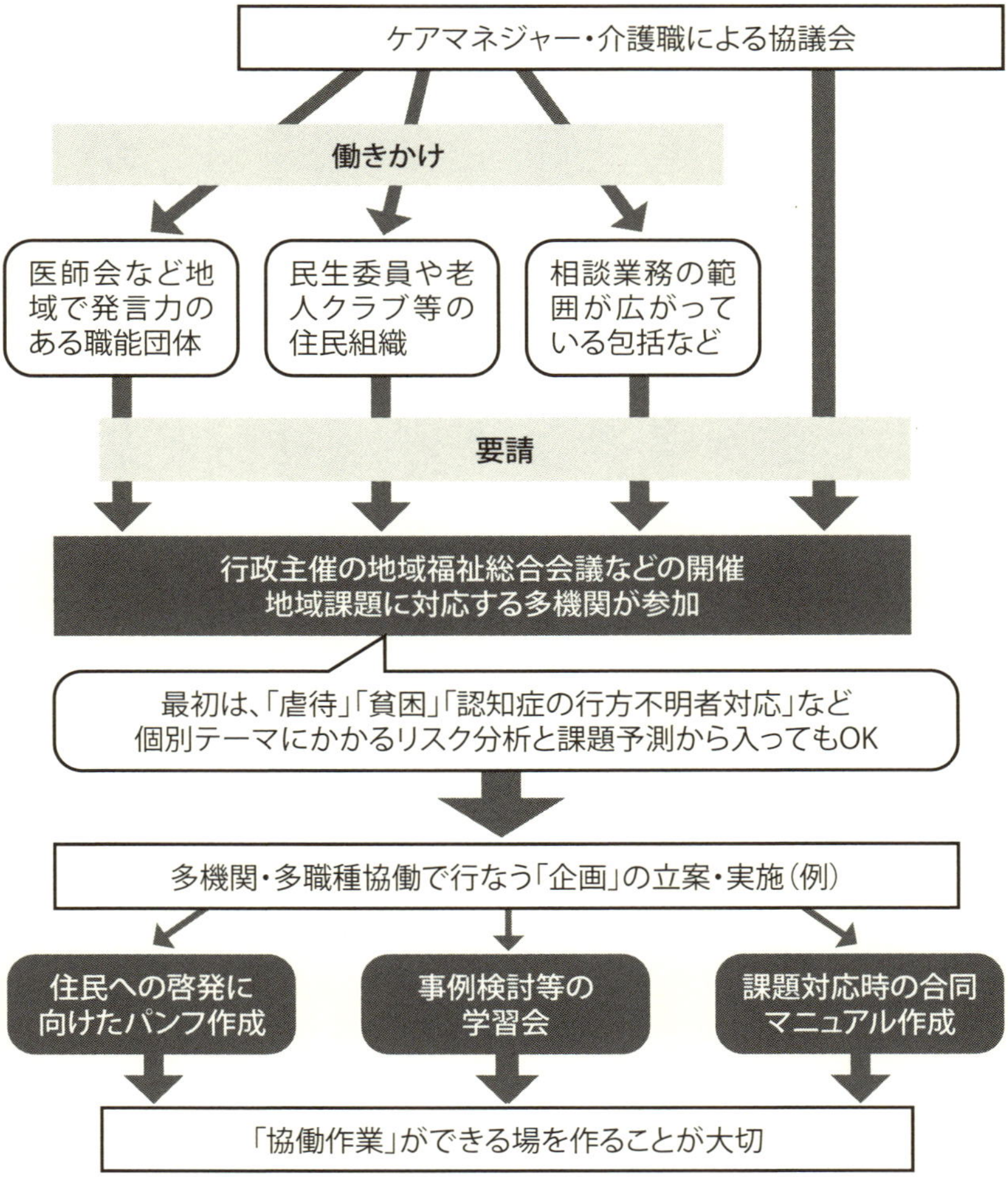
ケアマネジャー・介護職による協議会
働きかけ
医師会など地域で発言力のある職能団体
民生委員や老人クラブ等の住民組織
相談業務の範囲が広がっている包括など
要請
行政主催の地域福祉総合会議などの開催
地域課題に対応する多機関が参加
最初は、「虐待」「貧困」「認知症の行方不明者対応」など
個別テーマにかかるリスク分析と課題予測から入ってもOK
多機関・多職種協働で行なう「企画」の立案・実施(例)
住民への啓発に向けたパンフ作成
事例検討等の学習会
課題対応時の合同マニュアル作成
「協働作業」ができる場を作ることが大切

6 「共生社会」多機関・多職種が「ありがたい」と思う連携とは

◎介護側からの「実績評価」は、彼らのエネルギーチャージに

支援者自身が孤独や孤立を感じていることも

さまざまな地域課題の解決に向けて動く多機関・多職種は、個人や世帯のセルフケアの力を高めるべく、そのつど必要なサポートを手がけていきます。

しかしながら、課題が複雑化・深刻化していると、解決のめどがなかなか立たないこともあります。そもそも、何をもって「解決」とするのかについての見極めは非常に難しく、ゴールの見えないマラソンで「伴走者」を務めるようなものかもしれません。

そうした中では、時として支援者自身が孤独や孤立を感じることもあります。

そんな時、たとえ一瞬（その後にまた「伴走者」に戻る）でも、他の専門職にバトンタッチする、あるいは協働の機会が訪れることは、（連携するこちら側が思う以上に）支援者にとっては心強いことです。

もちろん、支援者の多くは粛々《しゅくしゅく》と支援を続けていくのでしょうが、連携相手がその「内面」をわかっていることが、「伴走者」に強いエネルギーを与えることになります。

「複合」課題に対応する多機関・多職種に生じがちなこと

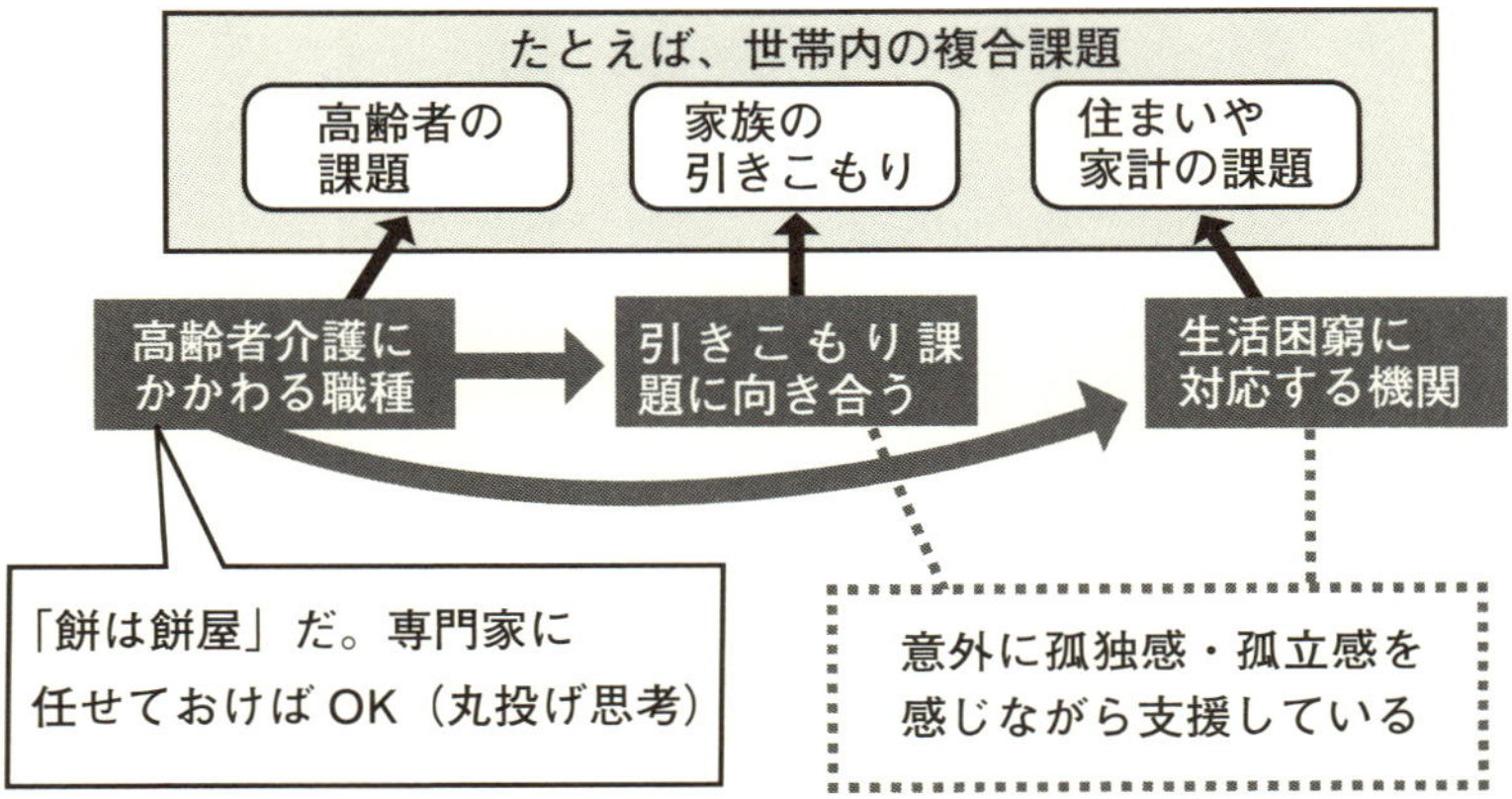

多職種連携の基本である「実績評価」を意識したい

この点を考えた時、やはり多職種連携の基本である「連携相手の手がけてきたことをきちんと評価する」ことが大切です。

こちら側から相手にバトンタッチしたり、チームに加わってもらう場合も同様です。つまり、その支援者が加わったことにより、当事者の自立や社会参加が進んだとすれば、その効果を示すことで「相手の実績を評価する」ことになります。

評価の指標は、何よりも「当事者の生活の状況」です。たとえば、要介護世帯内で「引きこもり」だった家族がいたとして、そこに家族への支援者が入ることで、当の家族と要介護者本人との間に少しでもコミュニケーションが復活したとします。

当然、そのコミュニケーションの復活は、要介護者本人の生活意欲の向上にも結びつきます。その際の「本人と家族の具体的なやりとり」や「本人の生活の広がり（その家族のために「何かをしよう」とするなど）」を記録し、それを連携相手に示します。

共同の事例発表などでネットワーク拡大も

こうした実績評価が積み上がったら、多職種共同研修の場などで事例として発表してみてもいいでしょう（もちろん、個人情報保護には十分な配慮が必要です）。

その事例発表の際には、連携する支援者との共同発表とします。

障がい福祉や困窮者支援などにかかわる職種の場合、医療・介護連携の場に参加する機会はまだ決して多くはありません。ただし、こうした共同事例発表という形をとることで、「これからも参加しよう」という動機づけになるとともに、同じ機関・職種の仲間を誘ってもらうことで、ネットワークのさらなる拡大にもつながります。

まとめ

- **多様な福祉職が入ることで、世帯全体の「自立」が進むことも**
- **世帯の自立やセルフケアの復活を、多職種共同の事例として発表**

協働する多機関・多職種を「評価」するポイント

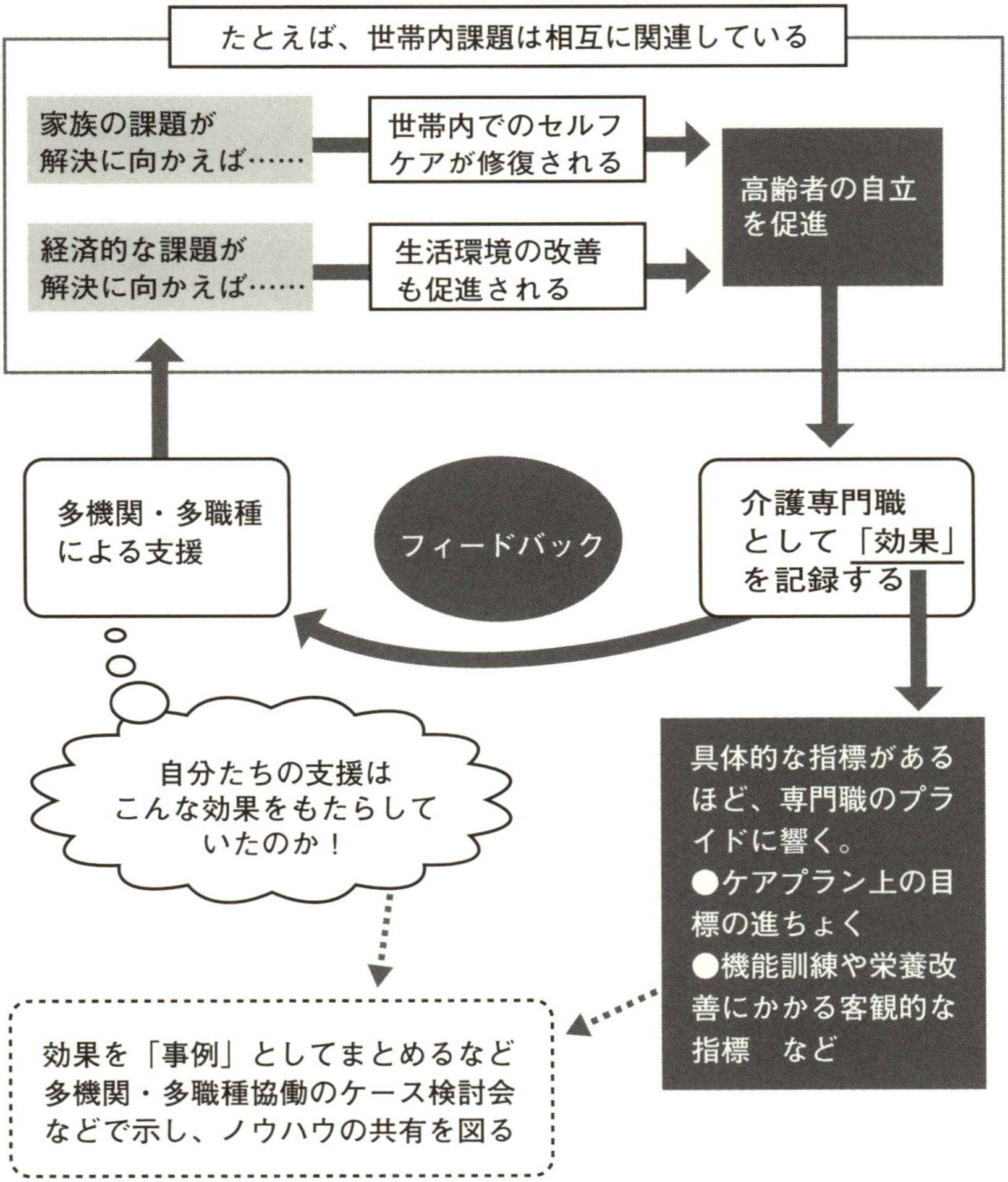
たとえば、世帯内課題は相互に関連している
家族の課題が解決に向かえば……
世帯内でのセルフケアが修復される
経済的な課題が解決に向かえば……
生活環境の改善も促進される
高齢者の自立を促進
介護専門職として「効果」を記録する
フィードバック
多機関・多職種による支援
自分たちの支援はこんな効果をもたらしていたのか！
具体的な指標があるほど、専門職のプライドに響く。
●ケアプラン上の目標の進ちょく
●機能訓練や栄養改善にかかる客観的な指標　など
効果を「事例」としてまとめるなど多機関・多職種協働のケース検討会などで示し、ノウハウの共有を図る

7 「共生社会」連携で試してみたい「潤滑油」

◎地域連携する機関の沿革や「こだわり」、戦略に耳を傾ける

その支援を始めた背景について明確なエピソードも

地域の多様な課題と向き合ってきた機関の中には、地元で歴史のある社会福祉法人やＮＰＯ法人が母体となっているケースが多々あります。それらの中には、「なぜ今の支援事業を始めたか」について、明確なエピソードが背景にある場合も少なくありません。

たとえば、貧困家庭などの子供たちに食事を提供する「子ども食堂」などは、最初は地域住民のボランティア活動で始まり、その後にＮＰＯ法人を立ち上げて補助金などを確保するという歴史を築いてきたケースもあります。また、制度化される以前から、（寄付金などで）障がい児の放課後デイサービス事業などを立ち上げてきた団体もあります。

当然ながら、そこには強い動機となるエピソードがあるとともに、時には運営困難な状況を乗り越えてきた歴史などもあるはずです（それゆえに、理事長などが「このビジョンだけは譲れない」という強いこだわりを持っていることもあります）。

「黎明期」から支援者・組織には、強い動機がある

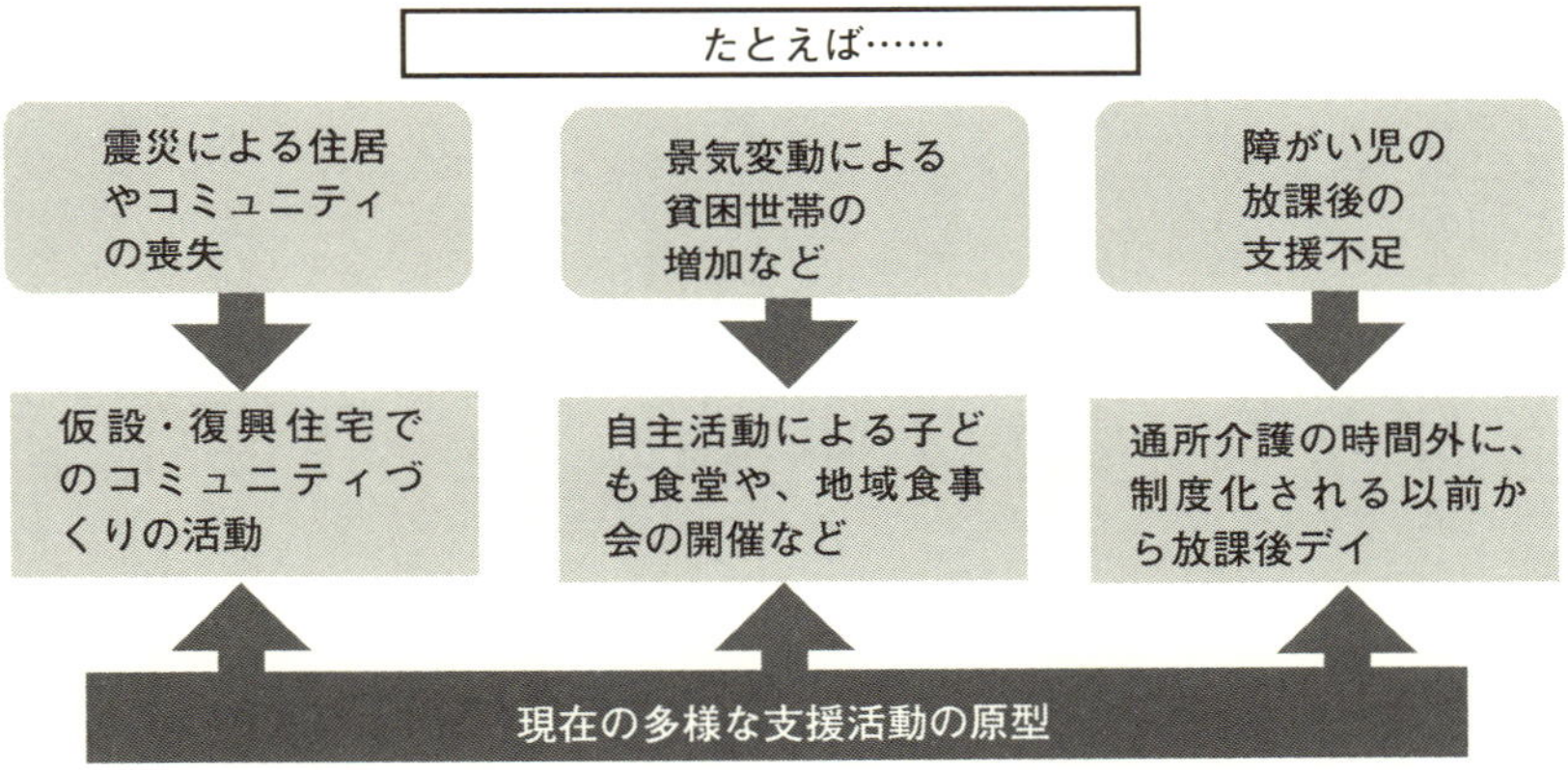
たとえば……
震災による住居やコミュニティの喪失
景気変動による貧困世帯の増加など
障がい児の放課後の支援不足
仮設・復興住宅でのコミュニティづくりの活動
自主活動による子ども食堂や、地域食事会の開催など
通所介護の時間外に、制度化される以前から放課後デイ
現在の多様な支援活動の原型

「いつからこの支援を？」から話を引き出していく

こうしたエピソードやこだわりを、公の場で饒舌に語る人もいますが、中には「自慢話になってしまいそうだから」とあまり語りたがらない人もいます。

しかし、長い間支援を続けている人の多くは、そうした「自分の中のエピソード」を支えとしているものです。時には、そうしたエピソードを相手から引き出して、しっかりと耳を傾けることも、連携を続けていくうえで大切な土台になります。

もちろん、「話したがらない」という人から話を引き出すにはコツがあります。

法人や活動の沿革は、ＨＰ等で公開されていることが多いでしょう。そうでなけれ

ば、「いつからこの支援を始めているか」を聞くだけでも構いません。

その「時期」に、その地域や社会全体で何があったかを調べます。たとえば、震災、大きな景気後退、障がい者や子どもをめぐる大きな事件・事故など。そうした出来事が支援スタートと重なっていれば、そこに「動機」が存在している可能性があります。


「話を聞く」ことで、連携の距離感も縮まってくる

もちろん、それは仮説に過ぎません。そこで、こんな具合に話を進めてみます。

「そう言えば、その時期にこんなことがありましたね。やはり、そうした出来事への思いがおありになったのでしょうか」――もし、それがきっかけだったとして、「そうなんですよ。実は……」という具合に話が続く可能性もあります。

つまり、本人は「自慢話にしたくない」と思っていても、客観的な出来事との関連であれば、そのエピソードを口にしやすくなるわけです。そこで「この人はきちんと聞いてくれる」という思いが生じれば、距離感もぐっと近くなってくるでしょう

まとめ

- **相手の「支援の沿革・エピソード」を知ることも連携の土台に**
- **沿革と客観的な出来事を照らし合わせながら、話を引き出すのがコツ**

連携する機関・職種から少しずつヒアリング

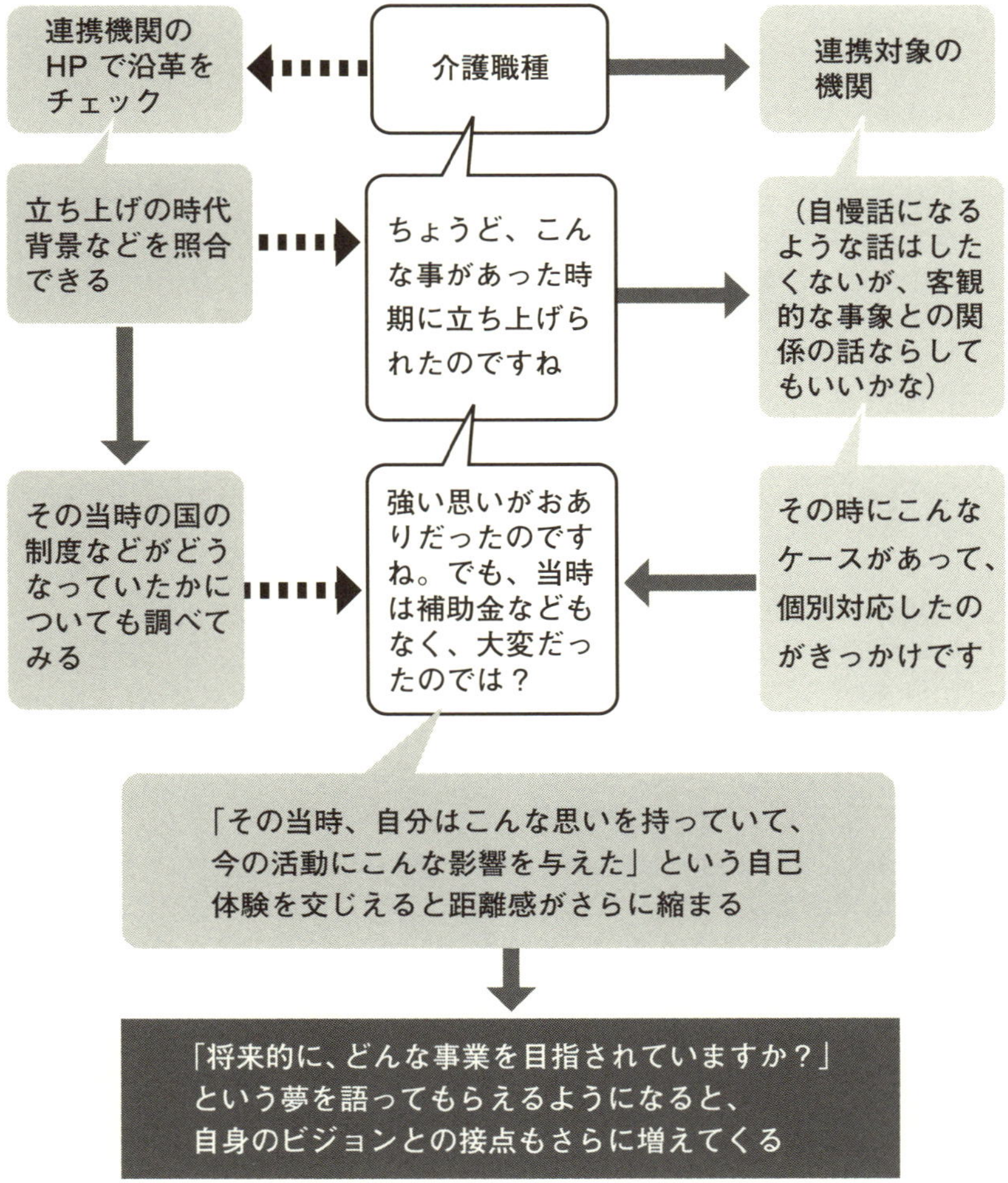
介護職種
連携機関のHPで沿革をチェック
連携対象の機関
立ち上げの時代背景などを照合できる
ちょうど、こんな事があった時期に立ち上げられたのですね
（自慢話になるような話はしたくないが、客観的な事象との関係の話ならしてもいいかな）
その当時の国の制度などがどうなっていたかについても調べてみる
強い思いがおありだったのですね。でも、当時は補助金などもなく、大変だったのでは？
その時にこんなケースがあって、個別対応したのがきっかけです
「その当時、自分はこんな思いを持っていて、今の活動にこんな影響を与えた」という自己体験を交じえると距離感がさらに縮まる
「将来的に、どんな事業を目指されていますか？」という夢を語ってもらえるようになると、自身のビジョンとの接点もさらに増えてくる

7章コラム

増えつつある地域の「新たなキーマン」に注目

リタイア人材が地域づくりに参画する

団塊世代が定年退職を迎える時期となり、そのまま同じ業界に継続勤務するケースもありますが、企業人として培ったキャリアをさまざまな地域活動に活かそうという人もいます。

中には、長年暮らした土地を離れ、Iターン的に移住し新天地で活躍するというケースも見られます。

「地域に密着しての活動では、なかなか難しいだろう」と思われるかもしれません。

しかし、長年の社会人スキルを発揮して、うまく地域に溶け込んでいる人もいます。「地域のしがらみ」から一歩離れた立場を保ちつつ、上手に能力を発揮しているケースも見られます。

連携キーマンとしてすぐれた「人財」にも

その場合、「地域に溶け込む」うえで、「あまり出しゃばらずに、黒子的に地域の住民活動などを支える」というスタンスをとることもあります。

こうした人の場合、コーディネート力があり、表に出て活動する人に気持ちよく動いてもらえるよう配慮するなど優れた能力を発揮します。当然ながら、地域の多機関・多職種連携のキーマンとなるわけです。

問題は、「出しゃばらない」ゆえに、その人の存在感がなかなか表に出てこないことです。

外部の機関・専門職にしてみれば、非常に役に立つ人にもかかわらず、キーマン的立場に気づきにくいわけです。

だからこそ、住民活動などと連携する場合、その組織がどう動いているかをよく観察したうえで、「誰が黒子になっているのか」をよく見極めることが必要でしょう。優れた「人財」と出会うチャンスと言えます。

田中　元（たなか・はじめ）
昭和37年群馬県出身。介護福祉ジャーナリスト。
立教大学法学部卒業。出版社勤務後、雑誌・書籍の編集業務を経てフリーに。主に高齢者の自立・介護等をテーマとした取材・執筆、ラジオ・テレビの解説、講演等を精力的に行なっている。
著書には、『〈イラスト図解〉後悔しない介護サービスの選び方【10のポイント】』『介護リーダーの問題解決マップ－ズバリ解決「現場の困ったQ&A」ノート－』（以上、共にぱる出版刊）、『スタッフに「辞める！」と言わせない介護現場のマネジメント』（自由国民社刊）、『現場で使えるケアマネ新実務便利帳』（翔泳社刊）など多数。

《全図解《ぜんずかい》》
ケアマネ&介護《かいご》リーダーのための
「多職種《たしょくしゅ》連携《れんけい》」がうまくいくルールとマナー

2019年8月21日　初版発行

著　者　田　中　　元
発行者　常　塚　嘉　明
発行所　株式会社　ぱ る 出 版

〒160-0011　東京都新宿区若葉1-9-16
03(3353)2835 — 代表　03(3353)2826 — FAX
03(3353)3679 — 編 集
振替　東京　00100-3-131586
印刷・製本　中央精版印刷(株)

ISBN978-4-8272-1184-9　C2047